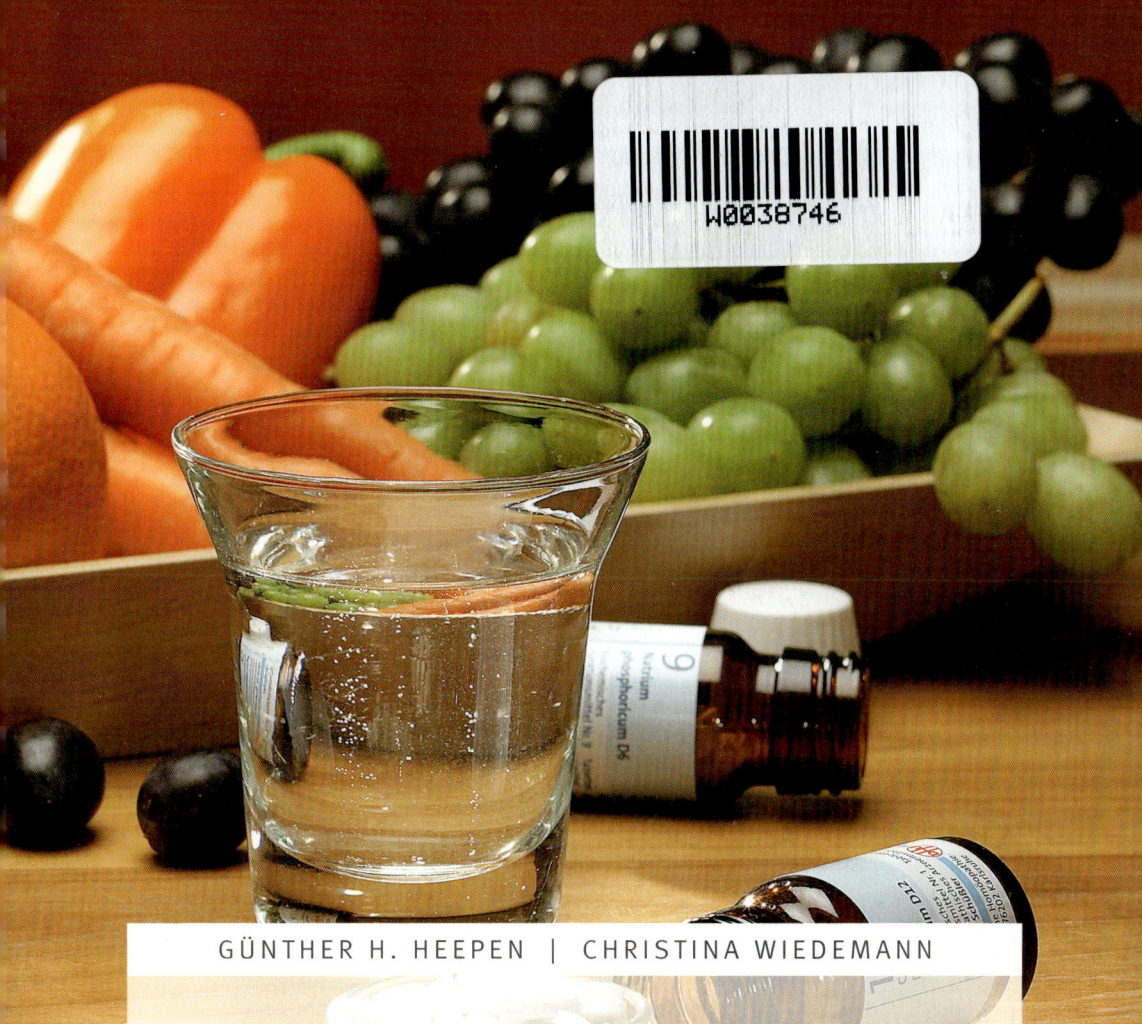

GÜNTHER H. HEEPEN | CHRISTINA WIEDEMANN

Schüßler-Kuren zum Abnehmen

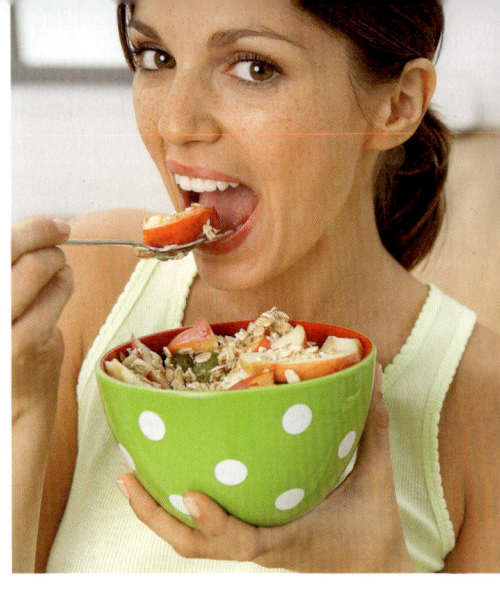

THEORIE

PRAXIS

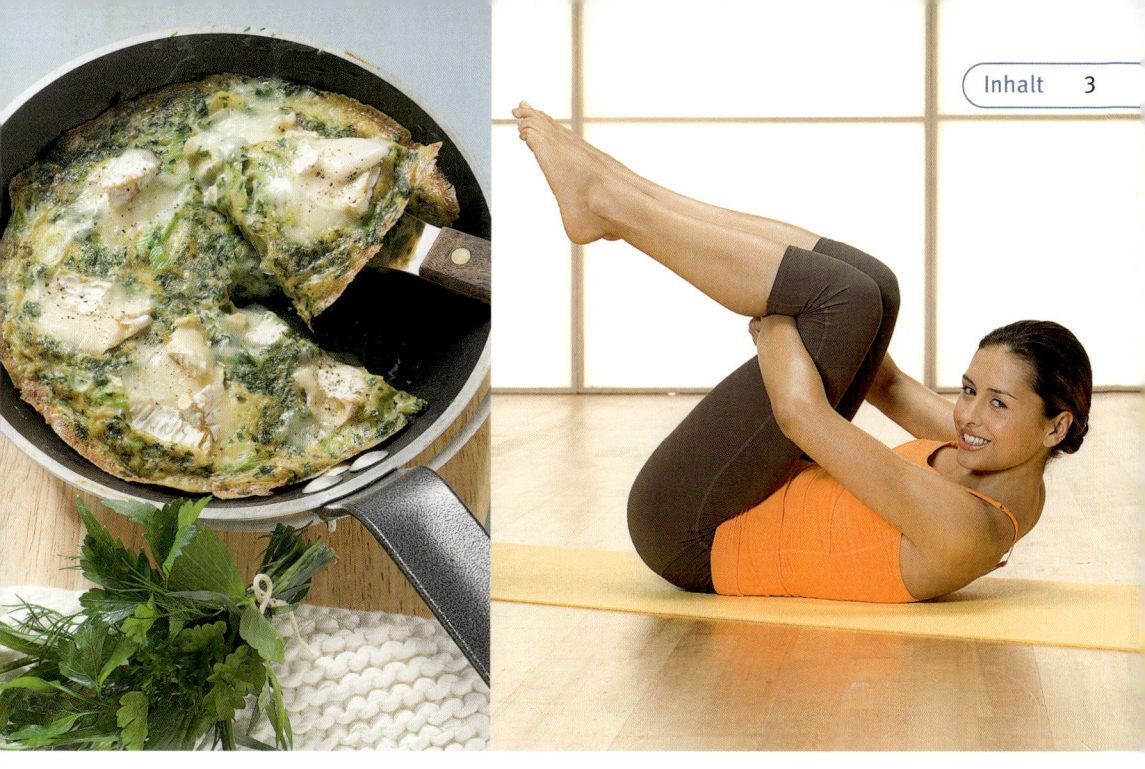

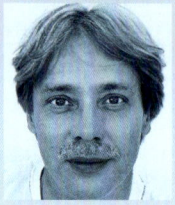

Günther H. Heepen ist Heilpraktiker und Kognitiver Verhaltenstherapeut sowie Medizinjournalist. Mehr als 15 Jahre lang, bis Ende 2007, führte er seine Praxis in Tuttlingen, seit 2008 in Bamberg. Außerdem ist er als Referent für den Biochemischen Bund Deutschlands e. V. und die Deutsche Homöopathie-Union tätig. Bekannt wurde er als Experte für Schüßler-Salze durch Vorträge im In- und Ausland sowie durch Auftritte in Fernseh- und Rundfunksendungen.
Im GRÄFE UND UNZER VERLAG sind von ihm bereits mehrere sehr erfolgreiche Ratgeber über Schüßler-Salze erschienen.

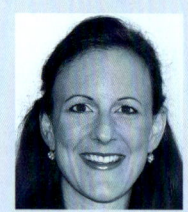

Christina Wiedemann studierte Ernährungswissenschaft an der TU Weihenstephan und arbeitete danach in PR-Agenturen, wo sie Konzepte für Kunden aus der Ernährungsbranche entwickelte. Ihr Interesse fürs Schreiben entdeckte sie, als sie im GRÄFE UND UNZER VERLAG Ratgeber aus dem Ernährungs- und Gesundheitsbereich betreute. Praktische Erfahrung sammelte sie in der KinderKüche, wo sie Kinder und Jugendliche für ausgewogene Ernährung begeisterte und ans »Selberkochen« heranführte. Seit 2008 ist sie selbstständig als Autorin, Diplom-Ökotrophologin und Yoga-Lehrerin tätig.

EIN WORT ZUVOR

Millionen von Menschen beschäftigt Tag für Tag dasselbe Thema:
Wie kann ich ohne zu hungern abnehmen und das Gewicht dau-
erhaft halten? Die Möglichkeiten scheinen vielfältig, denn keine
Woche vergeht, in der nicht in irgendeiner Zeitschrift eine neue
Superdiät vorgestellt wird. Jedes Mal heißt es dann, die neue Me-
thode mache nun ein für alle Mal Schluss mit überflüssigen
Pfunden. Doch kaum ist dieses angebliche Diätwunder von der
Bildfläche verschwunden, erscheint schon in großen Lettern das
nächste. Irgendwann erkennt dann jeder Abnehmwillige: Ich ver-
liere zwar Gewicht, habe es aber schnell wieder drauf. Woraus die
Einsicht folgt: Es gibt keine Diät, die mir nicht auch etwas abver-
langen würde; die Pfunde purzeln nicht automatisch.
Diese Erkenntnis ist einerseits vernünftig, andererseits aber nicht
ganz richtig. Denn die Ernährungsform kann tatsächlich sehr
wirkungsvoll sein, wenn man seine genetisch festgelegte Typbe-
schreibung kennt und sich beim Essen danach richtet. Dabei ist
noch etwas ganz Entscheidendes zu beachten: eine Kombination
der Typ-Nahrung mit hochwirksamen Schüßler-Salzen, die dem
Organismus so richtig einheizen. So werden Fette, Eiweiße und
Kohlenhydrate viel schneller und effektiver in ihre Einzelbestandteile zerlegt und der Stoffwechsel funktioniert einwandfrei.
Es stimmt: Schlank zu bleiben fordert immer Ihr Engagement,
sonst klappt es nicht! Aber mit den vier folgenden Prinzipien ist
es ganz einfach umzusetzen: Entgiften und entschlacken Sie Ihren
Körper. – Essen Sie das, was Sie am besten vertragen. – Nehmen
Sie die Schüßler-Salze, die Sie benötigen. – Und: Bewegen Sie sich
ausreichend. Das ist das ganze Erfolgsrezept, um Ihren Stoffwechsel in Schwung zu bringen. Wir wünschen Ihnen viel Erfolg
und Spaß dabei, sich selbst etwas wirklich Gutes zu tun.

Günther H. Heepen   **Christina Wiedemann**

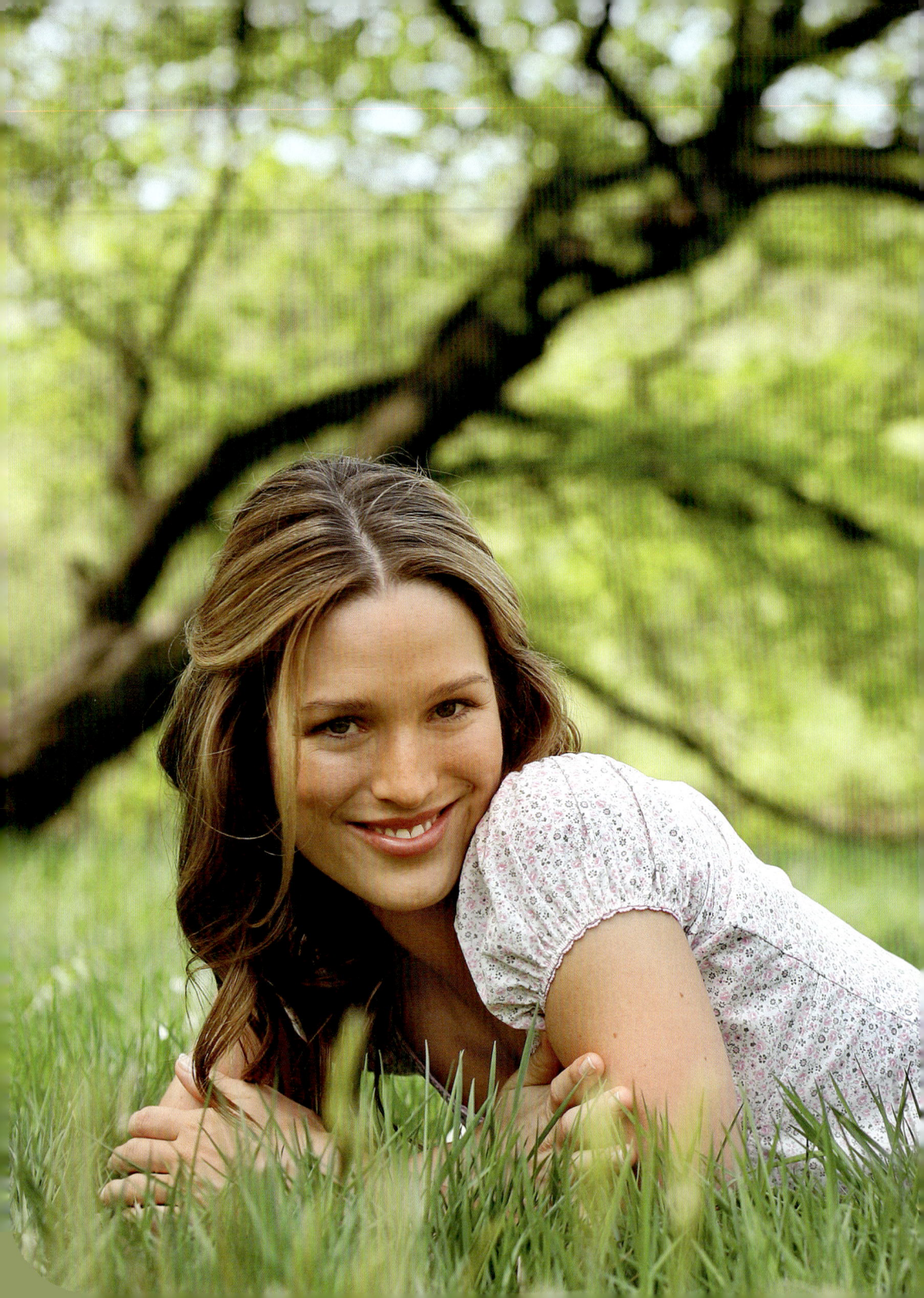

DER STOFFWECHSEL BEEINFLUSST DAS KÖRPERGEWICHT

Das Geheimnis jeder guten Figur ist eine optimal an den Stoffwechsel angepasste Ernährung. Hier erfahren Sie, wie das geht und wie Schüßler-Salze dabei helfen.

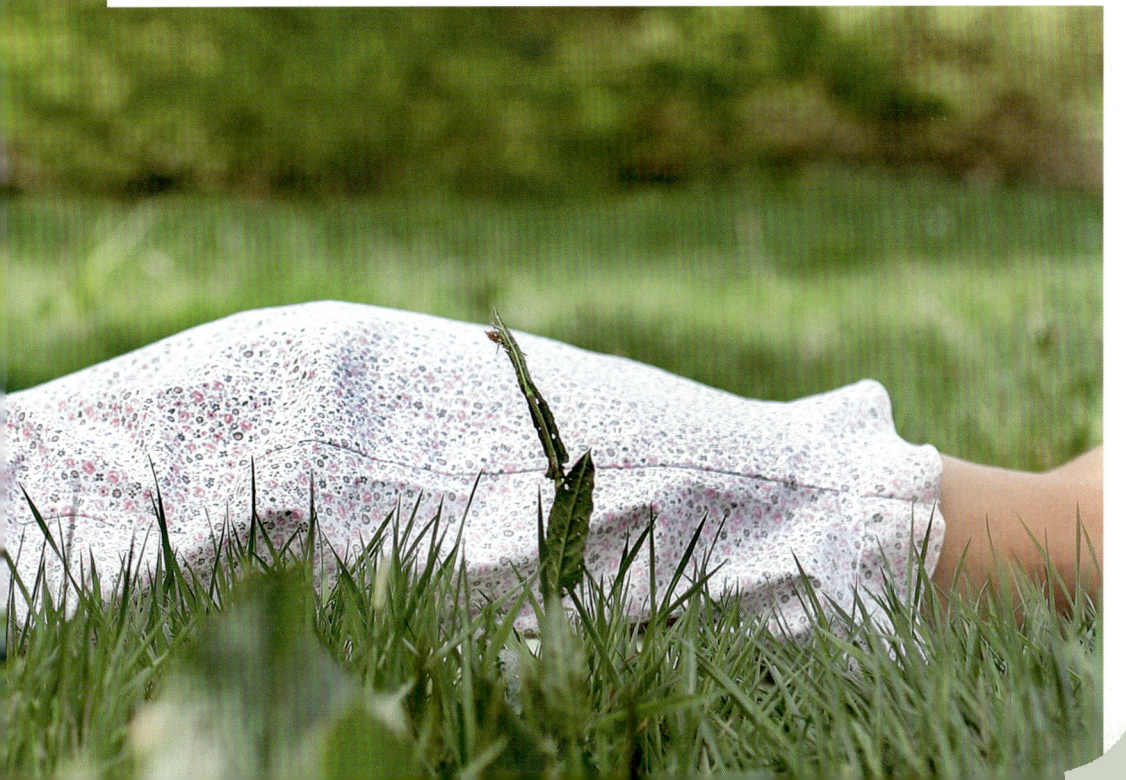

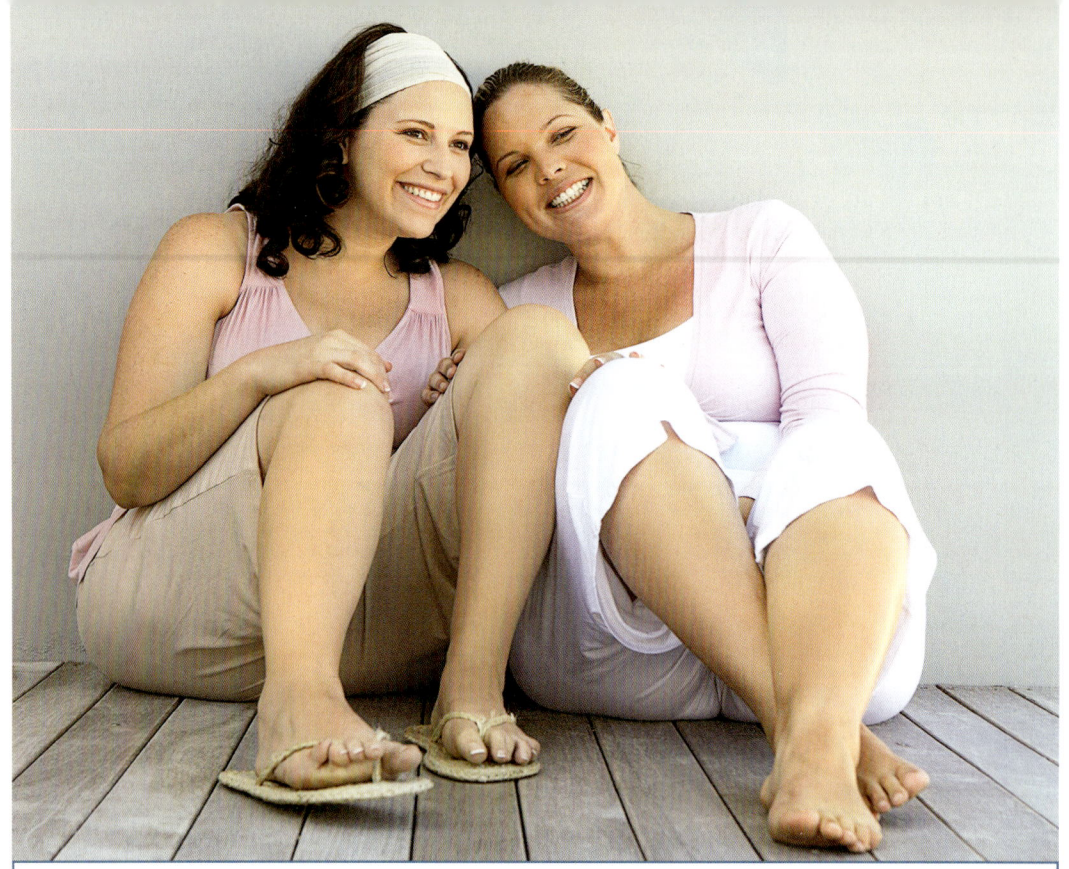

Warum Übergewicht und Fettsucht zunehmen

Die Deutschen sind die dicksten Europäer – das hat die IASO-Studie 2007 (International Association for the Study of Obesity) im europäischen Staatenvergleich eindeutig gezeigt. Mit Blick auf 25 andere europäische Staaten sind bei uns mehr als 75 Prozent der Männer und knapp 60 Prozent der Frauen zu dick. In Österreich liegt der Anteil der Übergewichtigen und Fettsüchtigen in der Bevölkerung deutlich darunter. Festgestellt wurde auch: Das Problem des Dickseins steigt mit zunehmendem Alter an. Und weltweit, so meldete es im Jahr 2007 die Weltgesundheitsorganisation (WHO), leiden rund 300 Millionen Menschen an Adipositas (Fettsucht) und deren Folgen.

Viele Menschen sehen das Problem des Übergewichts nur als ein kosmetisches an – dabei wird die gesundheitliche Gefahr von Übergewicht völlig unterschätzt.

Ursachen und Folgen von Übergewicht

Die Deutschen waren jedoch nicht immer das Volk der Dicken. Es ist noch gar nicht so lange her, da schaute man mitleidig über den »großen Teich« und wunderte sich, wie viele Menschen der amerikanischen Fastfood-Generation an Übergewicht leiden.

Warum ist die Entwicklung nun auch bei uns in diese Richtung verlaufen? Hierfür gibt es mehrere Gründe, von denen einer mit Sicherheit die Qualität der Nahrung ist. Vollwertige, ballaststoffreiche Lebensmittel werden gut gekaut und damit ausreichend »vorverdaut«, sodass sie besser genutzt und verstoffwechselt werden können und weniger dick machen. Nahrungsmittel aus Industriezucker, Weißmehl und gesättigten Fetten, wie sie vor allem in Fastfood-Produkten vorkommen, werden weitaus schlechter verdaut und verstoffwechselt – sie tragen deshalb maßgeblich zum Dickwerden bei.

Bewegungsmangel ist ein weiterer wesentlicher Grund für zunehmendes Übergewicht: Sitzende Tätigkeiten ohne Ausgleich zum Bürojob und in einer Zeit mit erhöhtem Leistungsdruck sowie knapp bemessene Freizeit mit wenig körperlicher Aktivität fördern das Dicksein.

Auch Mahlzeiten am späten Abend nach dem Stress des Tages – oft die einzige Ruhepause bei einem anstrengenden Job – sind fatal! Nach 18 Uhr ist die Verdauungsleistung von Dick- und Dünndarm eingeschränkt (auch der Darm braucht seine Ruhephasen). Besonders schlecht werden nach dieser Zeit Fette und Eiweiße verdaut. Die Folge: Es kommt zu Fäulnisprozessen im Darm. Blähungen und Winde entstehen und machen die Nacht nicht zur Ruhe-, sondern zur Unruhephase. Die Nahrung wird schlecht aufgespalten und verwertet.

ÜBERGEWICHT ALS RISIKOFAKTOR

Übergewicht und Fettsucht (Adipositas) sehen nicht nur unschön aus, sondern sind ein bedeutender Risikofaktor für viele Erkrankungen. Dazu zählen Bluthochdruck, Diabetes, erhöhte Blutfettwerte und Gefäßerkrankungen. Vor allem die Entstehung von Arteriosklerose wird durch Übergewicht begünstigt.

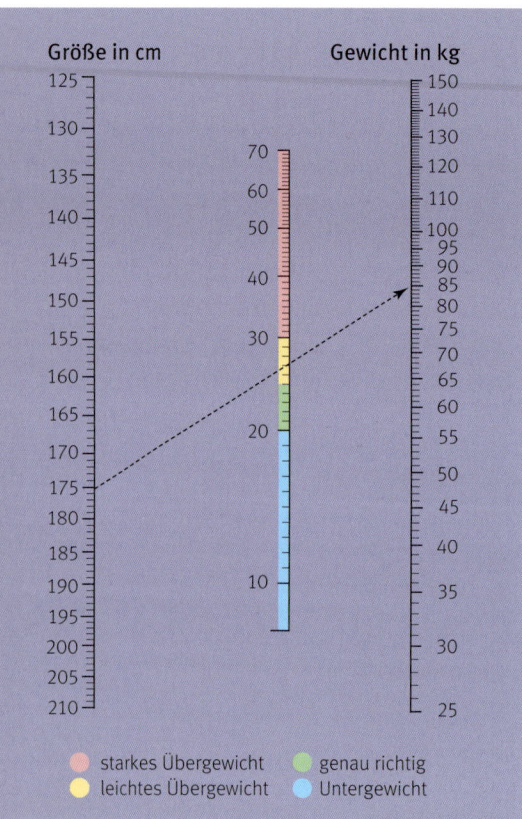

starkes Übergewicht ● genau richtig
leichtes Übergewicht ● Untergewicht

Ziehen Sie eine Verbindungs-
linie von Ihrer Körpergröße zu
Ihrem Körpergewicht. Auf der
Skala in der Mitte können Sie
Ihren BMI ablesen.

Der Body Mass Index

Was ist nun zu dick, was ist normal? Mit dieser Frage haben sich Ernährungswissenschaftler über Jahre beschäftigt. Dabei wurde ein
Maß gefunden, mit dem sich Übergewicht
und das Risiko entsprechender Folge- und Be-
gleiterkrankungen bestimmen lassen: der sogenannte Body Mass Index (BMI). Er errech-
net sich nach der folgenden Formel:
Körpergewicht in kg geteilt durch Körpergröße
in m zum Quadrat.
Demnach beträgt der BMI zum Beispiel bei
einer Körpergröße von 1,75 Meter und einem
Gewicht von 85 Kilo:
$85 : (1,75 \times 1,75) = 27,75$
Bei einem BMI von mehr als 25 spricht man
von Übergewicht, bei einem BMI von mehr
als 30 von Fettsucht. Die Folgen: Das Risiko
für bestimmte Krankheiten (siehe Seite 9)
steigt sprunghaft an. Bei einem BMI von 25
bis 30 beispielsweise ist allein das Risiko, an
Diabetes zu erkranken, zehnmal höher als bei
einem niedrigeren BMI.

Der Bauchumfang

Dabei spielt auch die Fettverteilung eine Rolle. Am schlimmsten
sind Fettdepots im Bauchbereich – je höher der Bauchfettanteil,
desto höher das Risiko, am metabolischen Syndrom (siehe Seite
13) zu erkranken. Deshalb birgt die Fettsucht des Mannes (bei
ihm lagert sich das Fett vor allem am Bauch, bei der Frau eher an
Beinen und Hüften ab) ein höheres Risiko, beispielsweise an Arteriosklerose der Herzkranzgefäße, Typ-II-Diabetes oder Bluthochdruck zu erkranken. Denn das Bauchfett setzt Botenstoffe
frei, die eine chronische Entzündung hervorrufen und somit die
Entstehung von Arteriosklerose begünstigen. Es reduziert zudem
die Insulinwirkung, was ebenfalls die Entstehung von Diabetes

fördert. Außerdem werden im Bauchfett Stoffe gebildet, die Blutgerinnung und Blutdruck beeinflussen.

Um das Risiko für das metabolische Syndrom richtig einzuschätzen, müssen Sie sowohl Ihr Körpergewicht als auch den Bauchumfang berücksichtigen. Beides, BMI und Bauchumfang, sind die entscheidenden Messgrößen.

Dick sein – eine Frage der Vererbung?

Menschen, die unter Übergewicht leiden, führen dies oft auf ihre Eltern und Großeltern zurück: »Ich kann nichts dafür, das habe ich geerbt!« Oder: »In unserer Familie sind wir besonders gute Futterverwerter; die Nahrung setzt bei uns mehr an als bei anderen Menschen.« Doch ist die Vererbung wirklich so bedeutend und heißt das, dass man sich dem Schicksal fügen muss?

Forscher sind heute der Meinung, dass zu rund 40 bis 50 Prozent das Körpergewicht und die Fettmasse genetisch festgelegt sind. Nicht alle erblich Vorbelasteten leiden dabei zwangsläufig an Übergewicht, doch sie haben es schwerer, ihr Gewicht zu halten. Denn meist wandelt sich jede überschüssige Kalorie sofort zum Fettpölsterchen. Dennoch hängt nicht alles von den Genen ab. Auch der Grundumsatz (siehe Seite 18) hat Auswirkungen auf das Körpergewicht. Neuesten Untersuchungen zufolge spielen dagegen die endokrinen Drüsen mit ihren Hormonen für die Fettsucht keine Rolle. Störungen im Hormonhaushalt sind nur die Folge, nicht aber die Ursache der Fettsucht.

Neuere Untersuchungen haben außerdem gezeigt, dass bei vielen Übergewichtigen die durch das Essen in Gang gesetzte Wärmebildung (Thermogenese, siehe Seite 21) geringer ist als bei Normalgewichtigen. Mit anderen Worten: Übergewichtige setzen einen geringeren Teil der aufgenommenen Nahrung (Kalorien) in Körperwärme um als schlanke Menschen; diese geben also mehr Energie in Form von Körperwärme ab.

SO MESSEN SIE IHREN BAUCHUMFANG

Der Bauchumfang wird morgens vor dem Frühstück im Stehen gemessen. Dazu legen Sie ein Maßband in Höhe des Bauchnabels locker um die Taille. Atmen Sie leicht aus und lesen Sie den Wert ab. Das amerikanische National Institute of Health gibt als gesunde Richtwerte bei Frauen höchstens 88 Zentimeter Bauchumfang und bei Männern maximal 102 Zentimeter an.

Dicke Eltern – dicke Kinder

Der Ernährungswissenschaftler und Buchautor Nicolai Worm ist der Frage nach der Vererbung differenzierter nachgegangen. Dabei stellte er fest: Rund zehn Prozent der Kinder, die schlanke Eltern haben, werden später einmal übergewichtig. Ist ein Elternteil dick, liegt das Übergewichtsrisiko bei den Kindern schon bei 40 Prozent. Und sind beide Eltern übergewichtig, liegt das Risiko bei 70 bis 80 Prozent.

Nun ist es zwar so, dass Übergewicht und Fettsucht in diesen Familien gehäuft vorkommen. Statistiken zufolge hängt das in der Regel aber mit dem Essverhalten zusammen. Mit anderen Worten: In diesen Familien wird, im Vergleich zu normalgewichtigen Familien, generell mehr gegessen und oftmals das Falsche, nämlich »Kalorienbomben« konsumiert. Dementsprechend lautet Worms Fazit: Wie stark das Übergewicht jeweils ausgeprägt ist, wird zu 40 bis 50 Prozent über die Gene festgelegt. Aber bis zu 80 Prozent der Kinder, die dicke Eltern haben, werden ebenfalls dick – beeinflusst durch die häuslichen Essgewohnheiten.

Vererbung ist nicht alles

Im Klartext bedeutet das: Gewisse genetische Voraussetzungen entscheiden tatsächlich mit, wer zum Dicksein neigt. Anders ausgedrückt: Was der eine gut verdaut, macht den anderen dick und umgekehrt. In dieser Aussage steckt jedoch auch ein Hoffnungsschimmer: Was in unserem persönlichen Gencode gespeichert ist, bedeutet nicht gleich ein unabänderliches Schicksal! Einen Teil davon können wir beeinflussen, wenn wir unseren genetisch bedingten Stoffwechseltyp kennen (siehe ab Seite 17) und uns beim Essen konsequent danach richten.

Genau hier sollten wir also den Hebel ansetzen! In diesem Ratgeber erfahren Sie, warum Ihr Nachbar das fett gebratene Rührei mit Speck morgens ohne Probleme verträgt und er

---

TIPP:

Wer langsam isst, nimmt schneller ab

Langsames Essen hat mehrere Vorteile: Sie machen sich bewusst, was Sie essen, und haben mehr Freude daran. Sie verbessern außerdem die Vorverdauung im Mund durch wichtige Speichelenzyme. Und: Sie essen automatisch weniger, da erste Sättigungssignale bereits Ihr Gehirn erreichen, bevor Sie Ihre Mahlzeit beendet haben. Kauen Sie daher jeden Bissen gut und legen Sie auch mal Pausen ein.

schön schlank bleibt, während es bei Ihnen die Fettpölsterchen nur so sprießen lässt. Ein Schnelltest hilft Ihnen, herauszufinden, zu welchem Typ Sie gehören – und was für Sie hinsichtlich der Ernährung das Wichtigste ist (siehe ab Seite 24).

Das metabolische Syndrom

Unter dem metabolischen Syndrom (metabolisch bedeutet veränderlich, den Stoffwechsel betreffend) oder Wohlstandssyndrom versteht man einen Krankheitskomplex mit stoffwechselbedingter Ursache. Dazu zählen Störungen der Zusammensetzung der Blutfette, hoher Blutdruck sowie Typ-II-Diabetes (im Laufe des Lebens erworbener Diabetes, auch Altersdiabetes genannt).

Dabei sind es zum einen genetische Voraussetzungen, zum anderen eine ungünstige Lebensweise (Bewegungsmangel, Fehlernährung, Stress, Alkohol), die zunächst zum Übergewicht, dann zu Fettsucht und schließlich durch eine Überproduktion von Insulin

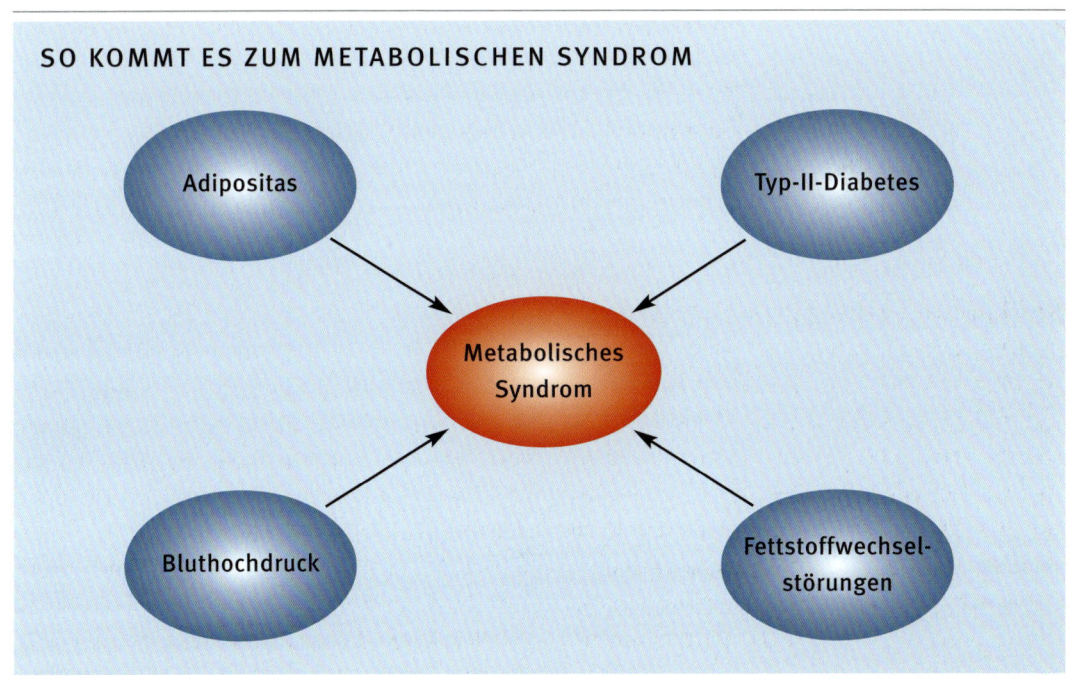

SO KOMMT ES ZUM METABOLISCHEN SYNDROM

Adipositas

Typ-II-Diabetes

Metabolisches Syndrom

Bluthochdruck

Fettstoffwechselstörungen

zum metabolischen Syndrom führen. Neuesten Untersuchungen zufolge erhöht sich durch die Kombination dieser Risikofaktoren die Gefahr, innerhalb von sieben Jahren an einer Herz-Kreislauf-Erkrankung zu sterben, um das Sechsfache. Denn der Blutdruck wird durch das Körpergewicht beeinflusst: Vermehrtes Körpergewebe bedeutet, dass das Blutvolumen zunimmt. Damit das Herz diese Mehrbelastung auffangen kann, muss es häufiger schlagen – und das wirkt langfristig schwächend auf den Herzmuskel. Im schlimmsten Fall kann dies dazu führen, dass durch Arteriosklerose ein Herzinfarkt eintritt.

AUCH DIE PSYCHE LEIDET

Das metabolische Syndrom hat auch seelische Auswirkungen: Viele Betroffene leiden unter einem verminderten Selbstbewusstsein, was sich negativ auf das Berufsleben und die Partnerschaft auswirken kann. Selbst die Sexualfunktion kann gestört sein.

Weitere Begleit- und Folgestörungen wirken sich auf den ganzen Körper aus. Die Haut neigt zu unschönen, streifenförmigen Erscheinungen (medizinisch als Striae bezeichnet) und die Zwischenräume von Zehen und Fingern können sich entzünden. Hüft- und Kniegelenke verändern sich durch das Mehrgewicht und neigen zu Arthrose. Auch die Wirbelsäule kann betroffen sein: Bandscheibenleiden und degenerative (entartende) Veränderungen an den Wirbelkörpern sind bei Übergewichtigen keine Seltenheit. Schlafapnoe – heute ein häufiges Leiden – und Atemnot bei körperlicher Belastung sind weitere Beschwerden. Im Verdauungstrakt bilden sich häufig Gallensteine und die Leber »verfettet« – wodurch sie ihrer Entgiftungsaufgabe nur noch unvollständig gerecht werden kann.

Wenn's im Darm rumpelt

Der Darm ist mit einer Gesamtfläche von der Größe eines Fußballfelds unser größtes Organ. Er arbeitet unentwegt und gönnt sich nur über Nacht kleine Pausen. Damit alles reibungslos funktioniert, die Nahrung aufgeschlossen und Nährstoffe dem Blutkreislauf zugeführt werden können, sind unter anderem Millionen von Bakterien im Dauereinsatz.

Ist die bakterielle Darmflora durch einseitige Nahrung, durch häufige Antibiotika-Therapien oder Darmpilze gestört, funktionieren die normalen Abläufe nur noch schlecht. Blähungen, Winde und Verstopfung sind die Folge, die Darmschleimhaut erkrankt. Dadurch wird die Aufnahme wichtiger Nährstoffe behindert, zusätzlich wirken sich Giftstoffe belastend aus (siehe Seite 44). Die normale und gesunde Bakterienflora des Darms wird durch Fäulnisgifte, krank machende Keime und Pilze dezimiert. Chronische Krankheiten sind das Resultat am Ende einer langen Entwicklung.

Die Giftstoffe gelangen auch ins Blut und belasten die Entgiftungsfunktion der Leber. Sie schwächen ebenso die Lymphbahnen, die wiederum für die Leistung des Immunsystems bedeutend sind. Vor allem die T-Lymphozyten (eine Gruppe von weißen Blutkörperchen) verringern sich. Ständige Erkältungen, Allergien durch eine desolate Darmflora, Hämorrhoiden und Aftereinrisse sind weitere Folgen.

Die alten Ärzte und Dr. Schüßler

Im Mittelalter sprachen die Ärzte von »Dyskrasie«, wenn das Verhältnis von Gewichtszunahme und -abnahme nicht im Gleichgewicht war und dadurch bedingt chronische Krankheiten auftraten. Sie meinten damit eine fehlerhafte Zusammensetzung der Körpersäfte. Störungen im Verhalten des Blutes, der Schleime, Magen- und Gallensäuren sowie der Ausscheidungen machten den Menschen krank, so sahen es die alten Mediziner. Um das Säftegleichgewicht wiederherzustellen, empfahlen die Ärzte Schwitz- und Trinkkuren, Schröpfen, Wickel und Umschläge, Aderlässe und Diäten. Viele Krankheiten wurden auf diese Art geheilt und der Säftehaushalt normalisiert.

Im 19. Jahrhundert gehörte auch Dr. Schüßler (siehe ab Seite 28) zu den Ärzten, die von einem Ungleichgewicht der Säfte sprachen. Er meinte hiermit vorwiegend eine Störung im Flüssigkeits- und Mineralstoffhaushalt, der ein Säfte-Ungleichgewicht hervorruft. Sind die körpereigenen Salze nicht zur richtigen Zeit am richtigen Ort, treten Krankheiten auf. Schüßler-Salze haben tatsächlich einen tiefgreifenden Einfluss auf den Stoffwechsel und regulieren Fehlfunktionen sämtlicher Organe und Gewebe. Wir finden also schon in der frühen Medizin viele Hinweise auf Stoffwechselstörungen, die allerdings erst in unserer Zeit fundiert erforscht werden konnten.

TIPP

Verzehren Sie mindestens zweimal am Tag ballaststoffreiche Lebensmittel. Dadurch wird die Peristaltik, die rhythmische Bewegung des Darms, angeregt und der Stuhlgang geregelt. Verdauungsbedingte Beschwerden wie Blähbauch oder Winde werden reduziert. Wie Sie die Darmfunktion außerdem anregen können, erfahren Sie ab Seite 50.

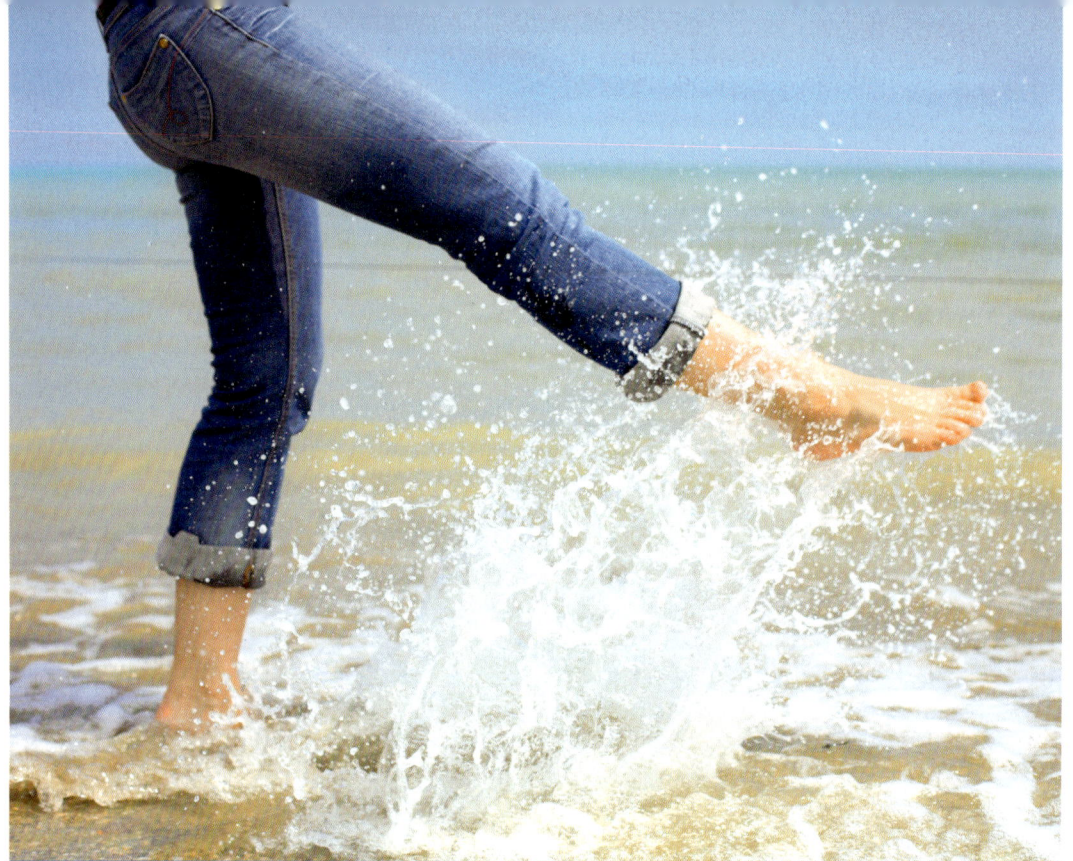

Kick den Stoffwechsel

Gesunde Ernährung ist heute ein großes Thema. Als gesunde Nahrungsmittel gelten Obst, Gemüse und komplexe Kohlenhydrate wie Vollkorngetreide oder Kartoffeln. Zu viel Fett und Fleisch hingegen werden als ungesund angesehen. Auf dieser Basis sind die heute geltenden Ernährungsformen entstanden. Doch sind diese auch für jeden Typ gültig?

Die Antwort lautet nein, denn jeder Mensch hat seinen eigenen, genetisch geprägten Stoffwechsel. Bei verstärkter Zufuhr einzelner Nährstoffe wie Eiweiß, Kohlenhydrate und Fett kann es zu Stoffwechselblockaden kommen. Die Nährstoffe können nicht mehr richtig verarbeitet werden und lagern sich als Stoffwechselendprodukte im Körper an. Es kommt zu Übergewicht.

Wie unser Stoffwechsel funktioniert

Vielleicht haben Sie schon vom Nomaden- und Ackerbauern-Typ gehört. Es handelt sich hierbei um Stoffwechseltypen. Denn der Stoffwechsel hat sich in Tausenden von Jahren im Rahmen der Evolution an die spezielle Nahrung des Nomaden beziehungsweise Ackerbauern angepasst. So ernährten sich die Nomaden hauptsächlich von Fisch, Fleisch, Beeren, Früchten und Pilzen, das heißt fett- und eiweißreich. Die Ackerbauern dagegen bauten Gemüse und Getreide an, sie ernährten sich also größtenteils von Kohlenhydraten. Gesunde Ernährung entspricht demnach einer typgerechten Nahrungszusammenstellung, an die sich der menschliche Organismus im Lauf der Evolution genetisch angepasst hat.
Heutzutage kennzeichnen unseren Speiseplan allerdings eher industriell hergestellte Lebensmittel und Fertiggerichte sowie eine einseitige Nährstoffzufuhr, die unseren Stoffwechsel belastet. Die Nahrung eines Menschen sollte jedoch wie ein Schlüssel ins Schloss passen: Der sogenannte Low-Carb-Typ braucht eine eiweißreiche Kost, während für den Low-Protein-Typ eine kohlenhydratreichere Ernährung passend ist; der Mischtyp verträgt sowohl Eiweiß wie Kohlenhydrate gut.

Die Aufgaben des Stoffwechsels

Unter Stoffwechsel versteht man alle lebensnotwendigen biochemischen Vorgänge, die im Organismus ablaufen. Der Stoffwechsel beginnt im Körper mit der Aufnahme von Nahrung. Diese wird im Magen und Darm (vor)verdaut und in winzige Teilchen zerlegt, die von der Dünn- und Dickdarmschleimhaut aufgenommen werden. Von dort geschieht der Weitertransport über Lymphe und Blut bis in den Zellzwischenraum und schließlich bis in die Zelle. Stoffwechsel bedeutet also Umbau von Nahrungsstoffen zu Zellnährstoffen. Im Gegenzug scheidet die Zelle Abfallstoffe

WICHTIG
Ernähren wir uns nicht typgerecht, kann es zu Störungen im Ablauf des Stoffwechsels kommen. Häufige Folgen sind Krankheit und Übergewicht.

Stoffwechsel bedeutet die Umwandlung der mit der Nahrung aufgenommenen Nährstoffe in körperlich verwertbare Stoffe. Dadurch entsteht Energie für Organe, Gewebe und Zellen. Nur wenn unser Körper für alle Zellen und Systeme genügend Energie zur Verfügung hat, kann der Stoffwechsel optimal arbeiten und wir fühlen uns gesund.

aus. Man könnte auch sagen, Stoffe wechseln den Ort, sie werden umgewandelt, aufgenommen und ausgeschieden. Diese Stoffwechselprozesse sind wichtig, damit der Organismus alle seine Funktionen erfüllen kann.

Der Stoffwechsel befasst sich somit einerseits mit der Zufuhr von Nährstoffen, andererseits überwacht er den Energieverbrauch. Anders ausgedrückt: Der Körper durchläuft verschiedene Prozesse, die als Anabolismus und Katabolismus bezeichnet werden.

> Mit Anabolismus sind die Prozesse gemeint, bei denen aus Nahrung körpereigene Substanzen hergestellt werden. Die Energie, die aus der Zerlegung von Nahrung oder auch von körpereigenem Fett gewonnen wird, wird zum Aufbau neuer Zellstrukturen verwendet.

> Unter Katabolismus versteht man das Gegenteil: also den Abbau von Substanzen, wie zum Beispiel von körpereigenem Fett und Eiweiß, zur Energiegewinnung.

Wie hoch ist Ihr Gesamtenergieverbrauch?

Essen wir mehr, als wir verbrauchen können, so werden die überschüssigen Kalorien als Reserve in Form von Fettpölsterchen angelegt. In diesem Fall sprechen wir von einer positiven Energiebilanz – mit Übergewicht als Folge. Meist liegt das Problem des Übergewichts aber gar nicht an einem Zuviel an Kalorien, sondern daran, dass zu wenige Kalorien verbrannt werden.

Wie viele Kalorien Sie brauchen beziehungsweise verbrauchen, hängt dabei vom Gesamtenergieverbrauch ab. Darunter versteht man die Energie, die unser Körper benötigt, damit alle Stoffwechselvorgänge ablaufen können. Der Gesamtenergieverbrauch setzt sich aus dem Grundumsatz und dem Leistungsumsatz zusammen.

Der Grundumsatz

Der Grundumsatz ist die Energie, die zur Aufrechterhaltung aller lebenswichtigen Funktionen im Ruhezustand benötigt wird, beispielsweise für Herzarbeit, Atmung oder Nerventätigkeit. Der durchschnittliche Grundumsatz wird mit 1 kcal (4,2 kJ) pro Kilogramm Körpergewicht pro Stunde angegeben, das heißt, für einen Tag (24 Stunden) werden 24 kcal pro Kilo angesetzt. Allerdings ist der Grundumsatz auch abhängig vom Alter, dem Geschlecht und den genetischen Voraussetzungen. So verringert er sich beispielsweise mit zunehmendem Alter. Dieser Vorgang beginnt bereits mit dem 20. Lebensjahr; von da an sinkt der Grundumsatz pro Jahrzehnt um zwei bis drei Prozent.

Leistungsumsatz und Gesamtenergieverbrauch

Der Leistungsumsatz ist jegliche Energie, die über den Grundumsatz hinaus benötigt wird, etwa durch Sport und Bewegung, Wärmebildung und Verdauung oder durch das Wachstum.

Wie viel Energie Sie täglich verbrauchen, hängt also unter anderem von Ihrer körperlichen Aktivität ab. Wer Sport treibt, verbraucht mehr Kalorien, denn durch sportliche Bewegung erhöht sich nicht nur der Leistungsumsatz, sondern auch der Grundumsatz. Das liegt daran, dass Muskeln einen wesentlich höheren Energieverbrauch haben und stoffwechselaktiver sind als Fettgewebe, das vor allem als Depot für Energiereserven dient, kaum stoffwechselaktiv ist und daher nur wenige Kalorien verbraucht. Menschen mit gut entwickelter Muskulatur haben somit einen deutlich höheren Grund- und Leistungsumsatz (Gesamtenergieverbrauch) als Menschen mit wenig Muskulatur.

Sie können Ihren Gesamtenergieverbrauch demnach positiv beeinflussen, indem Sie durch Sport Muskelmasse aufbauen, wodurch Ihre Muskulatur eine höhere Verbrennungskapazität gewinnt. Das steigert die Fettverbrennung und der Körper verbrennt selbst im Ruhezustand verstärkt Kalorien.

Keine Sorge: Sie müssen nicht zum Bodybuilder werden, um Muskelmasse aufzubauen. Es reicht bereits aus, wenn Sie zwei- bis dreimal die Woche Sport treiben (siehe ab Seite 113). Körperliche Aktivität ist jedenfalls wichtig, um für eine ausreichende Kalorienverbrennung durch die Muskeln zu sorgen.

Vorsicht mit Hungerdiäten!

Mit Diäten sollten Sie dagegen vorsichtig sein. Denn wenn Sie sich einer Diät unterziehen, verringert sich der Grundumsatz.

DEN GRUNDUMSATZ BERECHNEN

Der Grundumsatz beträgt, grob geschätzt, etwa 24 kcal pro Kilo Körpergewicht. So beträgt beispielsweise der Grundumsatz bei einer Frau von 60 Kilo:
60 x 24 kcal = 1440 kcal
Dieser Wert sollte bei einer Diät auf keinen Fall unterschritten werden.

Der tägliche Energiebedarf

Referenzwerte für Männer und Frauen

Alter	Männer		Frauen	
	Körpergröße/ Körpergewicht	Energiebedarf in kcal	Körpergröße/ Körpergewicht	Energiebedarf in kcal
19–24 Jahre	176 cm/74 kg	2500	165 cm/60 kg	1900
25–50 Jahre	176 cm/74 kg	2400	164 cm/59 kg	1900
51–64 Jahre	173 cm/72 kg	2200	161 cm/57 kg	1800
ab 65 Jahre	169 cm/68 kg	2000	158 cm/55 kg	1600

Diese Angaben gelten für Erwachsene mit ausschließlich sitzender Tätigkeit (Büroangestellte, Feinmechaniker). Für körperliche Betätigung sind folgende Zuschläge anzurechnen:

> Überwiegend sitzende Tätigkeit (Bürokräfte, Kraftfahrer, Studierende, Fließbandarbeiter): 200–400 kcal

> Überwiegend gehende Tätigkeit (Hausfrauen, Verkäufer, Kellner, Mechaniker, Handwerker): 500–800 kcal

> Körperlich anstrengende Tätigkeit (Bauarbeiter, Landwirte, Waldarbeiter, Bergarbeiter, Leistungssportler): 700–1100 kcal

Der Körper bedient sich nämlich während einer Diät zuerst bei der fettfreien Masse, dem Muskeleiweiß, um ausreichend Energie zur Verfügung zu haben; das gilt besonders für Hungerkuren. Ihre tägliche Energiezufuhr sollte daher nie den Grundumsatz unterschreiten (siehe Seite 19). Denn wenn der Körper bemerkt, dass die zugeführte Energie nicht mehr für alle Stoffwechselprozesse ausreicht, fährt er den Grundumsatz herunter. Als Erstes wird bei kurzfristigem Nahrungsmangel schnell verfügbarer Zucker in Form von Glykogen aus Leber und Muskeln abgebaut. Bei längeren Hungerdiäten bedient sich der Körper anschließend beim Muskeleiweiß; erst viel später geht es an die Fettreserven. Die Folge ist, dass Sie zwar abnehmen, aber auch Ihr Grundumsatz sinkt. Aufgrund des reduzierten Energieverbrauchs müssen Sie sich nun beim Essen erst recht einschränken, um nicht zuzunehmen. Sobald Sie nach der Diät wieder normal essen, beginnt der Teufelskreis: Sie nehmen mehr zu, als sie abgenommen haben – der bekannte Jo-Jo-Effekt. Meiden Sie daher kalorienarme Diäten. Ernähren Sie sich stattdessen bewusst typgerecht (siehe ab Seite 74) und bewegen Sie sich regelmäßig!

Der Einfluss der Thermogenese

Unter Thermogenese versteht man den Energieverbrauch, der durch wärmebildende Faktoren beeinflusst wird, wie Nahrungsaufnahme und Verdauung, Muskelarbeit, aber auch Hormone und Medikamente. Die Thermogenese hat einen großen Einfluss auf die unterschiedliche Verwertung von Nahrung. Denn nach einer Nahrungszufuhr kommt es zu einem gesteigerten Energieverbrauch des Körpers, der durch einen Anstieg der Körpertemperatur und Wärmeabgabe messbar ist. Diese Wärmebildung wird als postprandiale (durch Nahrung bewirkte) Thermogenese bezeichnet. Entscheidend ist, in welchem Maße der Körper die aus der Nahrung gewonnene Energie in Wärme umwandelt, da die Nährstoffe eine unterschiedlich starke und lang anhaltende Wärmeproduktion im Körper bewirken. Das heißt, die Höhe der postprandialen Thermogenese hängt von der Art und Menge der aufgenommenen Nährstoffe ab. Bei Fett werden 2 bis 4 Prozent der enthaltenen Energie in Wärme umgewandelt, bei den Kohlenhydraten sind es 4 bis 7 Prozent und bei Proteinen 18 bis 25 Prozent. Nun ist es so, dass Nahrungsenergie, die als Wärme abgegeben wird, nicht als Fett gespeichert werden kann. Doch auch wenn die Proteine dabei den größten Teil einnehmen, sollte die Nahrungszufuhr nicht ausschließlich auf Proteine umgestellt werden. Denn zu einer typgerechten, gesunden Ernährung gehört eine ausgewogene Mischung aus allen Nährstoffen. Wichtig ist also, seine Nahrung auf die individuellen Bedürfnisse abzustimmen, um den größtmöglichen gesundheitlichen Nutzen zu erzielen.

SO STEIGERN SIE IHREN ENERGIE-VERBRAUCH

Der Anteil des Grundumsatzes am Gesamtenergieverbrauch beträgt 50 bis 70 Prozent. Der Anteil der Thermogenese beläuft sich bei Normalgewichtigen auf etwa zehn Prozent, bei Übergewichtigen ist er geringer (siehe Seite 11). Und der Anteil körperlicher Aktivität reicht von 15 bis 35 Prozent. Das bedeutet, dass Sie durch Sport am meisten Einfluss auf Ihren Energieverbrauch haben. Die Skelettmuskulatur, die rund 40 bis 50 Prozent des Körpergewichts ausmacht, kann bei entsprechender Leistung ihren Energiebedarf um mehr als das 20fache steigern. Je mehr Muskeln Sie aufbauen, desto mehr Kalorien werden verbraucht. So erhalten Sie durch Bewegung den entscheidenden Kick fürs Abnehmen und Ihr Stoffwechsel läuft auf Hochtouren.

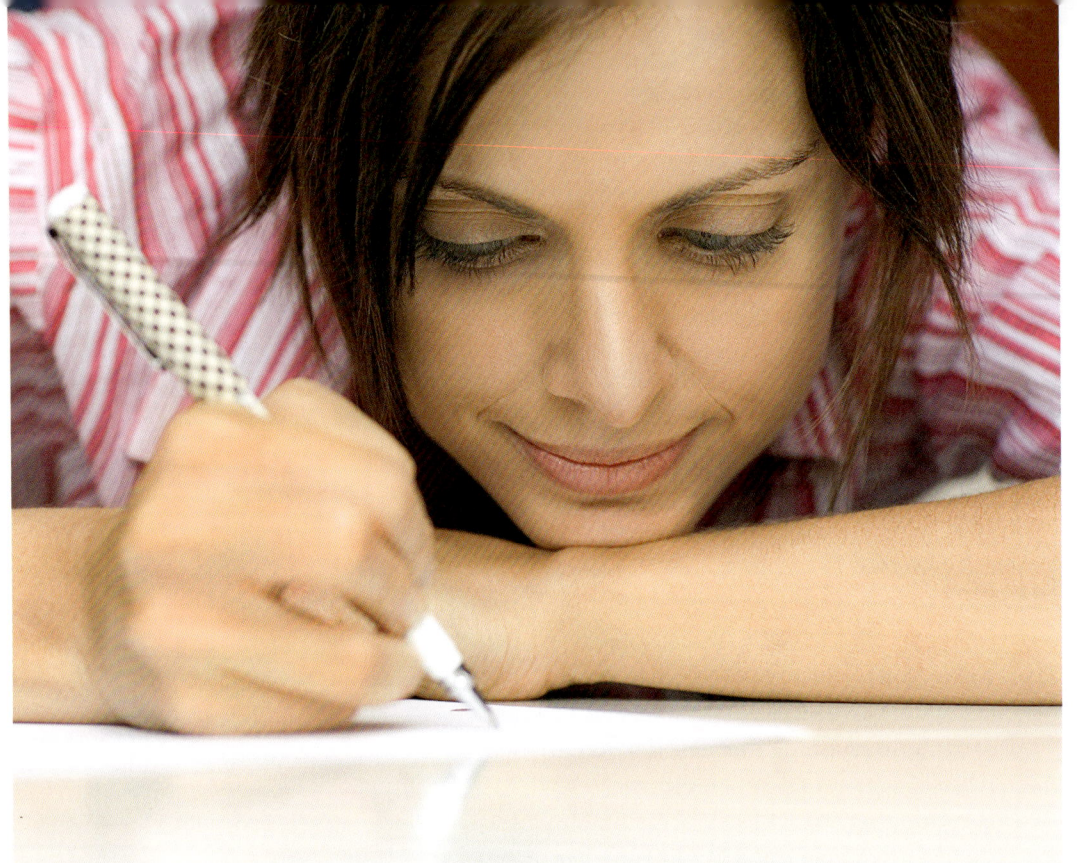

So ermitteln Sie Ihren Typ

Allgemeingültige Ernährungsregeln gibt es, wie gesagt, nicht. Der Bedarf an Nährstoffen ist individuell unterschiedlich. Die Vererbung spielt dabei eine große Rolle, denn in der Erbsubstanz ist festgelegt, welchem Stoffwechsel man sich evolutionsbedingt angepasst hat (siehe Seite 17): dem Typ des ehemaligen Jägers, dessen Stoffwechsel auf große Kohlenhydratmengen empfindlich reagiert, dem Typ des Ackerbauern, dessen Stoffwechsel an Kohlenhydrate angepasst ist, oder dem Mischtyp, der dazwischen liegt.

Die drei Stoffwechseltypen auf einen Blick

Low-Carb-Typ (Nomade)

Er verträgt am besten eiweißreiche Kost. Bei zu viel Kohlenhydraten schüttet die Bauchspeicheldrüse zu viel Insulin aus, sodass überschüssige Kalorien als Fettpölsterchen gespeichert werden.

Low-Protein-Typ (Ackerbauer)

Er verträgt am besten komplexe Kohlenhydrate. Die Bauchspeicheldrüse überreagiert bei Kohlenhydraten nicht, sondern hat sich an größere Mengen Kohlenhydrate gut angepasst.

Mischtyp

Bei ihm hält ein ausgewogenes Verhältnis von Kohlenhydraten, Eiweiß und gesunden Fetten den Stoffwechsel im Gleichgewicht. Er hat damit die größte Freiheit bei der Zusammenstellung seiner Mahlzeiten.

Machen Sie den Test

Welcher der drei Typen auf Sie zutrifft und mit welchen Nahrungsmitteln Sie optimal versorgt sind, werden Sie auf den nächsten Seiten erfahren. Mit dem Fragebogen ab Seite 24 können Sie Ihren Typ bestimmen und herausfinden, welche Nährstoffe Ihr Körper braucht, damit Ihr Stoffwechsel optimal arbeitet und Übergewicht erst gar nicht entstehen kann.

Um Ihren individuellen Stoffwechseltyp möglichst genau zu bestimmen, beantworten Sie die Fragen bitte so ehrlich wie möglich. Es kann durchaus sein, dass bei der einen oder anderen Frage keine der drei möglichen Antworten exakt auf Sie zutrifft. Wählen Sie in diesem Fall diejenige Antwort, die Ihnen am ehesten entspricht, und notieren Sie sich die entsprechende Punktzahl. Addieren Sie zum Schluss alle Punkte und bestimmen Sie dann anhand des Ergebnisses und mithilfe der Auswertungstabelle auf Seite 27 Ihren persönlichen Typ.

Nähere Informationen zu Ihrer typgerechten Ernährung finden Sie ab Seite 74. Bitte beachten Sie jedoch: Die Grenzen zwischen den Stoffwechseltypen sollten nicht starr gesehen werden. Vielmehr sind die Übergänge fließend. Befinden Sie sich also nahe an der Grenze zwischen zwei Typen, sollten Sie sich auch die Hinweise für den jeweils anderen Typ durchlesen und diese entsprechend mit berücksichtigen.

Test: Welcher Stoffwechseltyp sind Sie?

Frage	Antwort A		Antwort B		Antwort C	
Was ist für Sie der optimale Start in den Tag?	Ich gehe ohne Frückstück aus dem Haus oder esse nur einen Apfel, einen Joghurt oder Cornflakes.	0	Ein Wurst- oder Käsebrot und eventuell ein Joghurt mit Früchten macht mich fit für den Tag.	1	Eier, Speck oder ein kalter Braten, so ein richtig »deftiges« Frückstück ist für mich das Richtige.	2
Wie groß ist Ihr Appetit am Morgen?	Ich habe großen Appetit und esse mehr als der Durchschnitt.	2	Ich habe keinen oder sehr geringen Appetit und frühstücke meist nur wenig.	0	Ich habe normalen Appetit und esse dementsprechend meist durchschnittlich viel.	1
Wie sieht Ihr optimales Mittagessen aus?	Ein schönes großes Steak oder ein Braten mit Beilage ist mir am liebsten.	2	Fleisch oder Fisch mit Gemüse und Beilage sind mein Favorit.	1	Pasta mit Gemüse und/oder ein bunt gemischter Salatteller sind meine erste Wahl.	0
Wenn Sie total in Ihre Arbeit vertieft sind, denken Sie daran, zum Mittagessen zu gehen?	Nein, in solchen Situationen vergesse ich gern mal, dass es eigentlich Essenszeit ist.	0	Auf jeden Fall. Punkt 12 Uhr ist bei mir Essenszeit und ich habe starkes Verlangen, etwas zu essen.	2	Spätestens am Nachmittag meldet sich mein Hunger und ich esse etwas.	1
Viele Menschen brauchen täglich mittags eine Portion Fleisch. Trifft das auf Sie zu?	Manchmal esse ich gerne Fleisch zum Mittagessen, ich brauche es aber nicht jeden Tag.	1	Ja, ich esse gerne Fleisch und fühle mich danach besonders leistungsfähig.	2	Nein, wenn ich mittags Fleisch esse, fühle ich mich danach energielos und schlecht gelaunt.	0
Wie muss Ihr Abendessen aussehen, damit Sie sich wohl fühlen und nachts gut schlafen?	Kaltes oder warmes Fleisch gehört für mich unbedingt zum Abendessen.	2	Wenn ich abens noch etwas esse, brauche ich etwas Leichtes, sonst schlafe ich schlecht.	0	Egal, was ich abends esse, ich fühle mich immer wohl und finde einen guten Schlaf.	1
Ein entspannter Abend auf dem Sofa, was gehört für Sie dazu?	Schokolade oder Süßigkeiten machen den Abend für mich perfekt.	0	Chips und ähnliche Knabbereien gehören für mich unbedingt dazu.	2	Mal so, mal so. Chips und Schokolade halten sich bei mir die Waage.	1
Haben Sie generell abends eher großen oder geringen Appetit?	Ich brauche abends meist nichts mehr zu essen, und wenn, dann nur eine Kleinigkeit.	0	Abends habe ich immer großen Hunger.	2	Das ist bei mir unterschiedlich, manchmal so, manchmal so.	1
Einen Heißhunger auf Süßes kennen viele. Haben Sie manchmal ein ähnliches Verlangen nach etwas anderem?	Manchmal habe ich ein solches Verlangen nach Brot, Pasta, Keksen oder Obst und Gemüse.	0	Ich habe manchmal Verlangen nach Chips, Erdnüssen, Käse oder Fleisch.	2	Weder auf das eine noch auf das andere habe ich ein solches Heißhunger-Gefühl.	1
Wie oft essen Sie am Tag, wenn Sie sich frei entscheiden können?	Ich nehme zwei bis maximal drei Mahlzeiten zu mir; manchmal ersetze ich eine Mahlzeit durch Obst oder etwas Süßes.	0	Ich esse drei oder mehr komplette Mahlzeiten und oft auch zwischendurch etwas Herzhaftes wie Wurst oder Käse.	2	Drei Hauptmahlzeiten sind für mich genau das Richtige. Zwischenmahlzeiten brauche ich nicht unbedingt.	1

Frage	Antwort A	Antwort B	Antwort C
Sie gehen mit Kollegen zum Mittagessen. Wie viel essen Sie?	Mein Appetit ist mittags meist nicht so groß, daher esse ich eher weniger. `0`	Ich würde mich bezüglich der Menge als absoluten Durchschnittsesser bezeichnen. `1`	Ich habe mittags großen Appetit und bin oft die Person, die am meisten isst. `2`
Brauchen Sie bei hoher Leistungsanforderung eine Zwischenmahlzeit?	Gewöhnlich nicht. `0`	Auf jeden Fall. `2`	Gelegentlich. `1`
Wie stark ist im Allgemeinen Ihr Verlangen, etwas zu essen?	Ich habe selten wirkliches Hungergefühl. Meist esse ich, weil es Zeit ist. `0`	Ich habe stets ein großes Hungergefühl und könnte meist ständig etwas essen. `2`	Zu den Mahlzeiten stellt sich bei mir ein Hungergefühl ein, das aber eher durchschnittlich ist. `1`
Mit welcher Ernährung nehmen Sie Ihrer Erfahrung und Ihrem Körpergefühl nach am ehesten zu?	Wenn ich viel fettreiche Nahrungsmittel und Fleisch esse. `0`	Wenn ich viel Brot, Nudeln und andere Getreideprodukte esse. `2`	Wenn ich zu viel esse und zu wenig Sport treibe. Was ich esse, spielt dabei eher eine Nebenrolle. `1`
Fettreiches Essen hat in unserer Gesellschaft keinen guten Ruf. Wie sehen Sie das?	Ich mag fettreiches Essen. `2`	Ab und zu esse ich gern etwas Fettreiches. `1`	Ich ernähre mich lieber fettarm. `0`
Süßigkeiten sind bei den meisten beliebt, die Körperreaktionen darauf sind jedoch unterschiedlich. Wie reagieren Sie?	Ab und zu kann ich Süßes essen, doch auf Dauer bekommt es mir nicht. `1`	Ich bin eher für etwas Deftiges zu begeistern. Nach Süßem habe ich meist eher noch mehr Hunger. `2`	Süßigkeiten stillen meinen Appetit und können bei mir schon mal eine Mahlzeit ersetzen. `0`
Wie reagieren Sie auf dunkles Fleisch wie Rind, Kalb, Schwein, Lamm oder Wild?	Dunkles Fleisch esse ich gern, es steigert mein Wohlbefinden. `2`	Nach dem Verzehr von dunklem Fleisch fühle ich mich meistens schlapp. `0`	Ich habe noch keine besondere Reaktion meines Körpers festgestellt. `1`
Sie bekommen Mittags einen großen Salatteller. Wie geht es Ihnen?	Ich bin satt und brauche meist bis zum Abendessen nichts mehr zu essen. `0`	Das ist für mich kein Mittagessen, ich würde viel lieber etwas anderes essen und werde gereizt oder müde. `2`	Ich bin erst mal satt, werde aber wohl am Nachmittag noch eine Kleinigkeit essen. `1`
Wenn Sie Ausdauersport treiben möchten, was essen Sie vorher, um optimale Leistung zu bringen?	Ich esse ein Steak oder Schnitzel, auf jeden Fall etwas mit Fleisch. `2`	Ich esse Nudeln und nehme mir noch eine Banane oder einen Apfel mit auf den Weg. `0`	Es kommt bei mir nicht so sehr darauf an, was ich esse, sondern eher auf die Menge. `1`
Wie sieht Ihr liebster Nachtisch aus? Selbst wenn Sie gewöhnlich keinen Nachtisch essen, welchen würden Sie wählen?	Auf alle Fälle eine Torte, wie Schwarzwälder Kirsch, Käsesahne oder Schokoladentorte. `2`	Ich ziehe etwas Leichteres vor wie Obstkuchen, Marmorkuchen oder Kekse. `0`	Ich mag sowohl Sahnetorten als auch Obstkuchen und entscheide mich je nach Stimmung. `1`

Frage	Antwort A	Antwort B	Antwort C
Hungergefühle äußern sich bei jedem Menschen unterschiedlich, von leichten Hungergefühlen über Magenknurren bis hin zu ständigen Gedanken ans Essen. Was trifft auf Sie zu?	Solche Situationen kommen bei mir selten vor, es kann sogar passieren, dass ich Mahlzeiten vergesse. Wenn, dann habe ich leichte Hungergefühle, die aber schnell vorbeigehen. `0`	Bei mir kann sich das in unterschiedlichen Reaktionen äußern. Aber zu den Mahlzeiten habe ich ein normales Hungergefühl. `1`	Ich bekomme schreckliches Magenknurren und brauche sofort etwas zu essen. `2`
Salz ist Geschmackssache, viele haben ein starkes Verlangen danach, andere nicht. Wie ist es bei Ihnen?	Ich greife als Erstes zum Salzstreuer und salze nach, bevor ich überhaupt probiert habe. `2`	Ich mag mein Essen mäßig gesalzen und brauche wohl eine durchschnittliche Menge. `1`	Mir ist das Essen oft zu salzig. Wenn ich selbst koche, verwende ich Salz sehr sparsam. `0`
Sie werden bekocht und dürfen sich etwas wünschen. Wie sieht Ihr Lieblingsmenü aus?	Ich wünsche mir Nudeln oder Reis mit Gemüse, Salat oder etwas Fisch oder Geflügel oder etwas Vegetarisches, als Dessert vielleicht noch ein Stück Kuchen oder Obst. `0`	Ich wünsche mir ein großes Schnitzel oder einen herzhaften Braten mit Sauce und Beilagen und als Nachtisch ein Stück Käsekuchen oder Schokopudding. `2`	Eine Mischung aus den vorherigen Antworten, etwa Reis mit Gemüse und als Nachtisch einen Schokopudding. `1`
Ernährung ist in unserer Gesellschaft ein großes Thema. Welche Einstellung haben Sie dazu?	Für mich steht Essen an erster Stelle. Ich liebe es zu essen, gerne auch in Gesellschaft. `2`	Ich esse gerne und lasse meist keine Mahlzeit aus. `1`	Essen hat für mich keine Priorität. Manchmal vergesse ich sogar komplett eine Mahlzeit. `0`
Wie ist Ihre Verdauung?	Optimal – ich kann alle Lebensmittel essen. `2`	Die Verdauung bereitet mir des Öfteren Probleme. Ich muss aufpassen, was ich esse. `0`	Meine Verdauung funktioniert durchschnittlich gut. Nur einige Lebensmittel vertrage ich nicht. `1`
Sie haben geschlemmt und ein üppiges, fetthaltiges Menü gegessen. Wie fühlen Sie sich jetzt?	Ich bin total ausgepowert und müde. `0`	Ich bin voller Energie und Tatendrang. `2`	Ich fühle mich weder besonders gut noch besonders schlecht. `1`
Nach einer Wanderung fühlen Sie sich müde und kraftlos. Was essen Sie, um wieder Energie zu bekommen?	Fast jedes Nahrungsmittel gibt mir in diesem Fall die nötige Energie. `1`	Am besten versorgen mich Kekse, süße Teilchen oder Obst mit Energie. `0`	Wurst, Käse oder Joghurt sind für mich optimale Energielieferanten. `2`

Frage	Antwort A	Antwort B	Antwort C
Ein Smoothie ist eine cremige Mischung aus Saft und gemixten Früchten. Er liefert viele Nährstoffe und kann eine Mahlzeit ersetzen. Auch bei Ihnen?	Ja, damit fühle ich mich fit bis zur nächsten Mahlzeit. Ein Smoothie kann für mich auf jeden Fall eine Mahlzeit ersetzen. ⬚0	Einen Smoothie kann ich schon mal trinken, er ist aber für mich keine optimale Mahlzeit. ⬚1	Ein Smoothie bekommt mir nicht gut, ich fühle mich danach müde und kraftlos. ⬚2
Zwischenmahlzeiten...	... gehören für mich fast Immer dazu. Meist halte ich es sonst nicht bis zur nächsten Mahlzeit aus. ⬚2	... brauche ich fast nie, mir reichen zwei bis drei Mahlzeiten am Tag. ⬚0	... kann ich ab und zu essen. ⬚1
Wenn wir einen Blick auf Ihren Teller werfen, wie sieht es darauf aus?	Am liebsten ist mir, wenn mein Teller ordentlich gefüllt ist. ⬚2	Ich bevorzuge kleinere Mengen und lege lieber nochmals nach, falls ich noch Hunger habe. ⬚0	Mein Teller ist durchschnittlich gefüllt. ⬚1

Auswertung

Erreichte Punktzahl

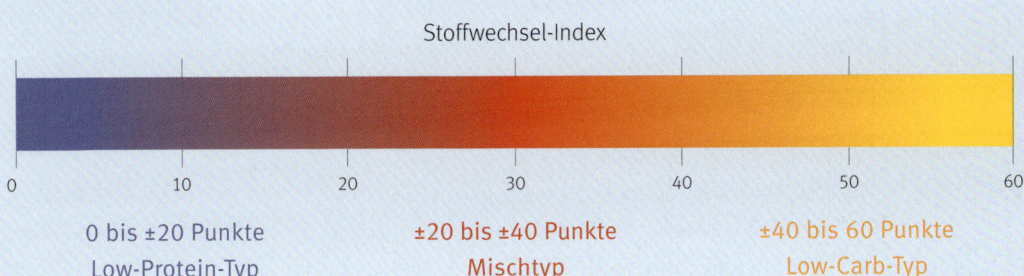

Stoffwechsel-Index

0 bis ±20 Punkte	±20 bis ±40 Punkte	±40 bis 60 Punkte
Low-Protein-Typ	Mischtyp	Low-Carb-Typ

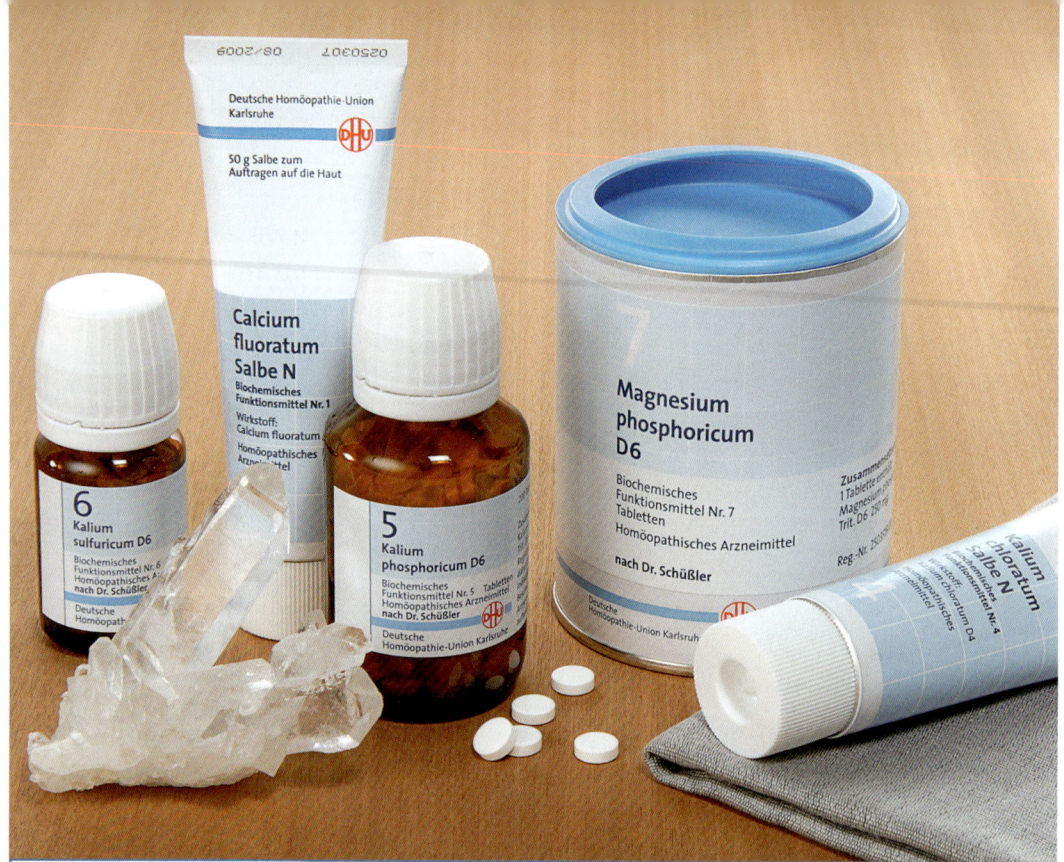

Schüßler-Salze unterstützen den Stoffwechsel

Um Ihren Stoffwechsel anzukurbeln, haben Sie noch eine weitere, sehr effektive Möglichkeit: Sie können Ihre typgerechte Ernährung mit hochwirksamen Mineralsalzen kombinieren, die dem Organismus zusätzlich einheizen. Gemeint sind Schüßler-Salze, die gewöhnlich zu Heilzwecken eingesetzt werden. Entdeckt und erforscht hat sie der Oldenburger Arzt Dr. Wilhelm Heinrich Schüßler (1821–1898). Schüßler fand heraus, dass die von ihm entdeckten zwölf Salze alle natürlich in unserem Körper vorkommen. Dort fördern und ermöglichen sie wichtige Funktionen wie das Stoffwechselgeschehen sowie die Funktionen von Nerven, Muskeln und allen Organen. Dr. Schüßler entdeckte, dass bei Krankheiten und Funktionsstörungen die Verteilung der Salze im Körper gestört ist und ein Mangel in der Zelle auftritt. Die Zelle, zum Beispiel eine Muskel- oder Nervenzelle, ist die kleinste funktionsfähige und selbsttätige Lebenseinheit im Körper. Funktioniert sie nicht richtig, etwa aufgrund eines Mineralsalzdefizits, kommt es zu Störungen und in der Folge zu Krankheiten.

Wie die Salze hergestellt werden

Bei der Herstellung der Mineralsalze bediente sich Dr. Schüßler des Verdünnungsverfahrens der Homöopathie, um die Salze schrittweise so zu zerkleinern, dass sie am besten von der Mundschleimhaut und der Zelle aufgenommen werden. Die Verdünnung (bei festen Stoffen wie den Mineralsalzen spricht man von Verreibung) erfolgt in Zehnerschritten. Das bedeutet: Ein Teil Ursubstanz (in unserem Fall das Salz) wird mit zehn Teilen Verdünnungslösung oder Verreibungsmasse rhythmisch vermischt. Die Verdünnung oder Verreibung in Zehnerschritten nennt man Dezimalpotenz (gekennzeichnet durch den Buchstaben »D«). Die Zahl hinter dem »D« gibt an, in wie vielen Zehnerschritten ein Stoff verdünnt oder verrieben wurde. D1 bedeutet eine Verdünnung von 1:10, D6 eine Verdünnung von 1:1 000 000 und D12 eine Verdünnung von 1:1 000 000 000 000.

Dr. Schüßler erkannte, dass die D6- und D12-Potenz für seine Salze am besten geeignet sind. Für neun Salze wählte er die D6-Potenz, für die übrigen drei Salze die D12-Potenz (weil diese Mineralstoffe schwerer löslich sind). Aus praktischer Erfahrung wurde jedoch festgestellt, dass manchmal eine andere Potenz oder ein Potenzwechsel im Laufe der Einnahmezeit sinnvoll ist.

Zwölf Basissalze – zwölf Ergänzungssalze

Dr. Schüßler fand, wie gesagt, heraus, dass zwölf Salze für die Behandlung von Krankheiten und die Leistung des Stoffwechsels wichtig sind. Später, nach Dr. Schüßlers Tod, entdeckten seine

WAS SIND SCHÜßLER-KUREN?

Schüßler-Kuren sind Kombinationen von Schüßler-Salzen, die ich im Laufe der Jahre entwickelt habe. Die Kuren werden für einen begrenzten Zeitraum angewandt und mit Tees, Säften oder anderen naturheilkundlichen Maßnahmen kombiniert. Dadurch lässt sich die Wirkung der Salze verstärken.

Schüßler-Salze sind in Tablettenform in der Apotheke erhältlich. Sie werden nicht geschluckt, sondern man lässt sie im Mund zergehen. Dadurch werden die in der Tablette fein verteilten Salze von der Mundschleimhaut aufgenommen und gelangen so schnell ins Blut.

Nachfolger, vor allem der Biochemiker Dieter Schöpwinkel (1876-1946), dass im menschlichen Körper noch weitere Salze mit wesentlichen Funktionen vorkommen. Schöpwinkel wertete zu Beginn des 20. Jahrhunderts weltweite Untersuchungen aus. So wurden nach und nach zwölf Ergänzungssalze zum Schüßler-Heilmittelschatz, den zwölf sogenannten Basissalzen, dazugenommen. Die klassisch nach Dr. Schüßler arbeitenden Ärzte und Heilpraktiker stützen sich vorwiegend auf die zwölf Basissalze. Wir sind jedoch der Meinung, dass gerade im Stoffwechselgeschehen die Ergänzungsmittel hervorragend das Schüßler-Salz-System komplettieren.

Die 24 Schüßler-Salze im Überblick

Schüßler-Salze sind wirkungsvolle Heilmittel bei kleinen und großen Beschwerden. Sie helfen, wichtige Vitalfunktionen im Körper aufrechtzuerhalten und zu steuern. Sie mobilisieren neue Kräfte, fördern die Verdauung und den Abbau von Fettdepots. Die folgende Übersicht zeigt Ihnen, wie Schüßler-Salze im Stoffwechselgeschehen helfen und bei welchen Beschwerden sie außerdem eingesetzt werden.

Nr. 1 Calcium fluoratum D12

Das Salz für Bänder, Knochen, Sehnen, Gelenke, Zähne und Haut – zum Beispiel bei Hornhaut und Hautfalten. Es hilft auch bei Hämorrhoiden, Krampfadern und Besenreisern, weil es generell das Gewebe festigt.

Nr. 2 Calcium phosphoricum D6

Das Salz für Knochen, Zähne und Blutbildung sowie generell zur Stärkung und Regeneration nach Krankheiten. Es wirkt aktivierend auf die Bauchspeicheldrüsen-Enzyme und fördert den aufbauenden Stoffwechsel (Anabolismus).

Nr. 3 Ferrum phosphoricum D12

Das Salz bei allen Entzündungen wie Erkältungskrankheiten, Magen-Darm-Schleimhautentzündungen, Verletzungen und Wunden, außerdem das Salz für das Immunsystem und das Gedächtnis. Ferrum phosphoricum ist am Energiestoffwechsel in der Zelle beteiligt. Es fördert die Tätigkeit der Ringmuskeln des Darmrohres und hilft so bei Verstopfung. Es verbessert die Verdauung von Kohlenhydraten sowie die Aufnahme von Sauerstoff. Zusammen mit Nr. 17 Manganum sulfuricum D6 regt es die Thermogenese an.

Nr. 4 Kalium chloratum D6

Das Salz für die Schleimhäute, zum Beispiel der Bronchien oder des Magen-Darm-Trakts, für Nieren und Blase und für die Haut. Es kommt natürlich in der Niere vor und unterstützt dort die Reinigung des Blutes. Bei Entzündungen ist es das wichtigste Salz nach Nr. 3 Ferrum phosphoricum D12. Es regt generell den Stoffwechsel an, was besonders bei Entschlackungskuren wichtig ist. Außerdem unterstützt es die Vorverdauung im Magen und den Eiweißstoffwechsel.

Nr. 5 Kalium phosphoricum D6

Das Salz zur Stärkung von Körper, Seele und Geist sowie gegen Blähungen und Fäulniszustände im Darm. Außerdem ist es hilfreich bei allen Beschwerden, die eine nervöse Ursache haben, zum Beispiel bei Harndrang vor einer Reise oder Verstopfung. Es stärkt generell die Tätigkeit der Verdauungsorgane.

Nr. 6 Kalium sulfuricum D6

Das entgiftende und Schlacken ausleitende Salz: Es stärkt die Leber, fördert die Bildung von Gallensaft und ist wichtig für die Regeneration der Haut. Dieses Salz regt ebenso die Thermogenese (siehe Seite 21) an. Es ist außerdem das Salz bei chronisch gewordenen Entzündungen, wie Bronchitis oder Hauteiterung, und fördert die Verteilung des eingeatmeten Sauerstoffs im Körper.

Nr. 7 Magnesium phosphoricum D6

Das schmerz- und krampfstillende Salz, das auch für Entspannung und Ruhe sorgt, indem es alle Funktionen herunterfährt

»HEISSE SIEBEN« UND SCHÜSSLER-DRINK

Schüßler-Salze können Sie auch als »Heiße Sieben« einnehmen: Lösen Sie die Tabletten in heißem Wasser auf und trinken Sie die Lösung langsam und schluckweise. Das verbessert die Aufnahme über die Mundschleimhaut. Werden mehrere Salze pro Tag eingenommen, kann man sich damit auch einen Schüßler-Drink zubereiten: Geben Sie alle Tabletten in eine 200- bis 500-Milliliter-Flasche, übergießen Sie sie mit heißem Wasser und trinken Sie die Flasche im Laufe des Tages leer.

und einen ruhigen Schlaf ermöglicht. Es ist außerdem wichtig für die Stärkung des Herzmuskels und die Funktion aller Muskeln im Körper.

Nr. 8 Natrium chloratum D6

Das Salz für den Flüssigkeitshaushalt im Körper. Es reguliert die Durchfeuchtung aller Gewebe und ist bei Hautschwellungen (Ödemen), Insektenstichen und Gelenkerkrankungen angezeigt. Auch bei wässrigem Durchfall und Fließschnupfen hilft dieses Salz. Außerdem fördert es den Transport von Nährstoffen in die Zelle und regt die Vorverdauung von Speisen im Magen über die Produktion von Magensäure an.

Nr. 9 Natrium phosphoricum D6

Das Stoffwechselsalz: Es reguliert den Verdauungs-, Säure- und Fettstoffwechsel, hilft bei fettiger Haut und Akne sowie bei Reiseübelkeit. Es regt die Zerlegung der Fette in ihre Einzelbestandteile an und fördert die Bildung von Bauchspeicheldrüsensekret sowie einen optimalen Eiweißstoffwechsel.

Nr. 10 Natrium sulfuricum D6

Das Ausscheidungs- und Darmsalz, zum Beispiel bei Ödemen (Hautschwellungen), bei Verstopfung und bei Blähungen. Außerdem hilft es bei hartnäckigen Entzündungen und reguliert zusammen mit Nr. 9 Natrium phosphoricum D6 den Verdauungs- und Fettstoffwechsel sowie die Tätigkeit der Bauchspeicheldrüse (Insulinbildung). Zusammen mit Nr. 6 Kalium sulfuricum D6 wirkt es auf die Leber und fördert die Bildung von Gallensaft. Dieses Salz regt den Katabolismus an, den abbauenden Stoffwechsel – und ist damit das Turbo-Stoffwechselsalz.

Nr. 11 Silicea D12

Das Schönheitssalz für Haut, Haare und Nägel und das Salz für den Bewegungsapparat, etwa

SCHÜSSLER-SALBEN

Schüßler-Salben unterstützen die innerliche Einnahme der Salze. Während die Salze in Tablettenform über den Blutkreislauf aufgenommen werden, gelangen sie in Form von Salben über die Haut in den Körper. So wird das Salz über zwei Wege vom Körper aufgenommen. Im Übrigen sind die Salben sehr gut für die tägliche Hautpflege geeignet.

für den Aufbau von Knochen, Knorpeln, Sehnen und Bändern. Es hilft auch bei Blähungen, da es dazu beiträgt, dass Darmgase aufgelöst werden, und reguliert den Harnsäurestoffwechsel. Sofern Sie trotz ausreichendem Essen nicht zunehmen, kann es auch die Aufnahme von Nährstoffen fördern.

Nr. 12 Calcium sulfuricum D6

Das Lymph- und Eitermittel der Biochemie sowie das Salz bei chronischen Entzündungen, wenn die anderen Salze nicht zufriedenstellend wirken. Ebenso wie Nr. 6 Kalium sulfuricum D6 und Nr. 10 Natrium sulfuricum D6 regt es die Giftausscheidung an.

Nr. 13 Kalium arsenicosum D6

Das Salz bei Haut-, Schleimhaut- und Nervenerkrankungen, Schlafstörungen, Anämie, trockener Augenbindehautentzündung mit Sandkorngefühl, Ohrensausen, Tinnitus, Asthma bronchiale sowie Magen- und Darmschleimhautentzündungen.

Nr. 14 Kalium bromatum D6

Das Salz bei Schilddrüsenfunktionsstörungen (Unter- und Überfunktion), Depressionen und chronischen Hauterkrankungen, Gedächtnisstörungen, Impotenz, Seh- und Hörstörungen, Gicht und Kopfschmerzen mit Druckgefühl.

Nr. 15 Kalium jodatum D6

Das Salz gegen Bluthochdruck, chronische Schleimhautkatarrhe, Störungen der Schilddrüsentätigkeit (Über- und Unterfunktion), Tinnitus, Arthrose und Rückenschmerzen.

Nr. 16 Lithium chloratum D6

Das Salz bei erhöhten Harnsäurewerten mit Gicht (reguliert den Harnsäurestoffwechsel) und bei seelischen Beschwerden sowie

SCHÜSSLER-LOTIONEN

Schüßler-Lotionen (erhältlich in der Apotheke) erweitern seit Kurzem die äußerlichen Anwendungsmöglichkeiten der Salze. Nach einer Abnehmkur sieht die Haut an Armen, Oberschenkeln und am Bauch oft schlaff und faltig aus. Die Lotionen Nr. 1 und Nr. 11 sind hier besonders wirksam. Beide Lotionen tun aber auch dem ganzen Körper gut, denn sie enthalten wertvolle Pflegestoffe wie Mandelöl, Jojobawachs und Lecithin. Sie eignen sich, ebenso wie die Schüßler-Salben, hervorragend zur täglichen Hautpflege.

bei Abmagerung, Abwehrschwäche und chronischen Erkrankungen der Blase und der Harnwege. Dieses Salz fördert außerdem den Eiweißstoffwechsel und hilft beim Abnehmen.

Nr. 17 Manganum sulfuricum D6

Das Salz bei Allergien, Gelenkerkrankungen und Wachstumsstörungen. Zusammen mit Nr. 3 Ferrum phosphoricum D12 ist es am Energiestoffwechsel in der Zelle beteiligt und regelt die Kohlenhydrat- und Proteinverdauung sowie die Thermogenese.

Nr. 18 Calcium sulfuratum D6

Ein Ausscheidungs- und Entgiftungsmittel sowie ein Mittel gegen chronische Hautbeschwerden. Außerdem hilft es bei Asthma und Heuschnupfen, bei übermäßigem Schwitzen und Durchfall. Bei Entgiftungskuren fördert dieses Salz die Ausscheidung ganz besonders.

Den Ergänzungssalzen wird in der Schüßler-Therapie oft nur eine zweitrangige Bedeutung beigemessen. Fürs Abnehmen spielen sie jedoch eine wichtige Rolle.

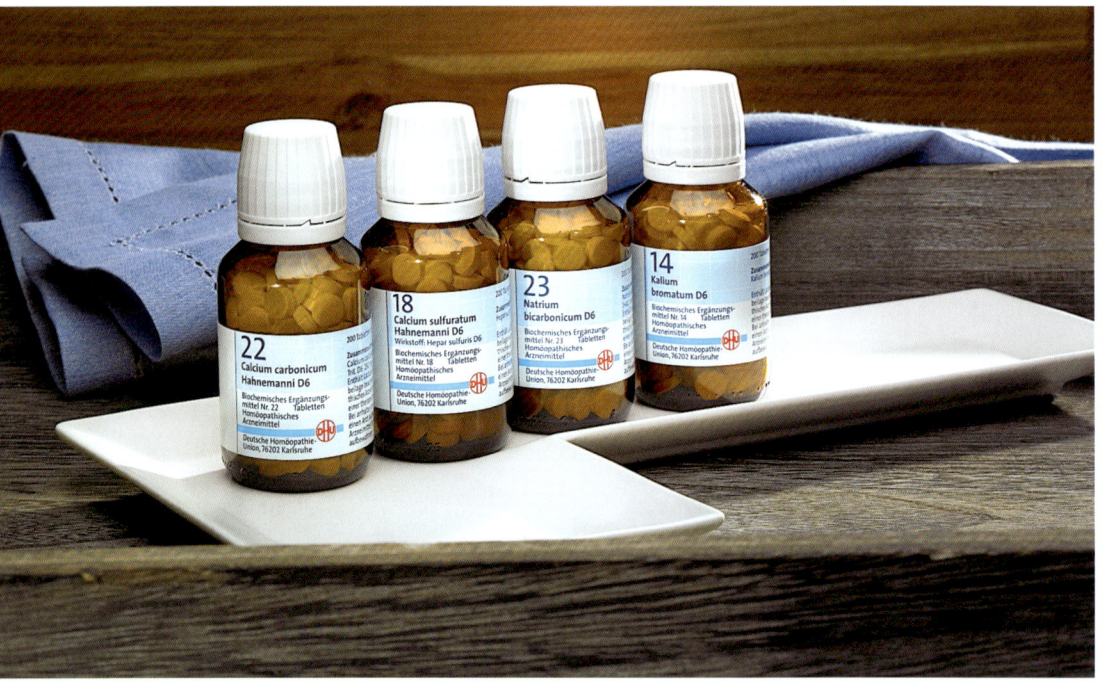

Nr. 19 Cuprum arsenicosum D6

Das Salz bei Schmerzen und Krämpfen wie Krampfhusten, Migräne, Gebärmutterkrämpfen oder Magen-Darm-Krämpfen, wenn Nr. 7 Magnesium phosphoricum D6 nicht wirkt. Es hilft außerdem bei Melancholie und Schlafstörungen und regt den Eiweißstoffwechsel an.

Nr. 20 Kalium Aluminium sulfuricum D6

Ein Salz gegen übermäßiges Schwitzen, Vergesslichkeit und Altersbeschwerden wie Schwindel. Es hilft auch bei chronischen Katarrhen, bei Blasenschwäche, Bettnässen und Lernstörungen. Außerdem reduziert es Fäulnisprozesse im Darm.

Nr. 21 Zincum chloratum D6

Ein immunstärkendes Salz sowie das Salz für die Bauchspeicheldrüse (Insulinbildung) und die Haut. Generell hilft es bei Erschöpfung, Unruhe, Depressionen und nervösen Zuckungen. Es regt außerdem die Bildung von Verdauungsenzymen an.

Nr. 22 Calcium carbonicum D6

Das Salz für den Stoffwechsel, die Knochen, die Haut und gegen allergische Beschwerden. Es hilft bei Vergesslichkeit, Infektanfälligkeit, Lymphknoten-Erkrankungen und bei Muskelkrämpfen.

Nr. 23 Natrium bicarbonicum D6

Das Salz für die Entsäuerung des Körpers (neutralisiert Säuren, indem es sie »puffert«) und für die Verdauung. Es hilft generell bei Stoffwechselstörungen, bei Völlegefühl, saurem Aufstoßen und bei Gichtbeschwerden und fördert die Bildung von Bauchspeicheldrüsensekret und somit die Eiweißverdauung.

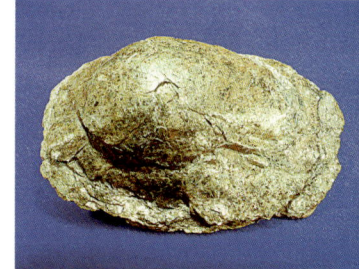

Natrium bicarbonicum reguliert die Verdauung und den Stoffwechsel und hilft, den Körper zu entsäuern.

Nr. 24 Arsenum jodatum D6

Das Salz gegen chronische Hautbeschwerden wie hartnäckige Akne, bei nässenden Hautausschlägen und Kupferfinnen, bei Schwäche und Erschöpfung, Gewichtsverlust nach Krankheiten und bei Heuschnupfen.

Mit Salzen den Stoffwechsel optimieren

Schüßler-Salze sind nicht nur an fast allen Funktionen im Körper beteiligt. Sie helfen auch, Stoffwechselprozesse zu regulieren, was unter anderem das Abnehmen erleichtert. Die folgenden Stoffwechselfunktionen können durch Schüßler-Salze gezielt beeinflusst werden.

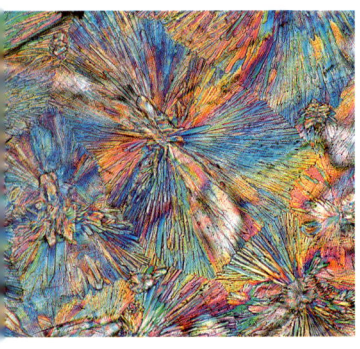

Unter dem Elektronenmikroskop wird die sternenförmige Struktur von Natrium phosphoricum sichtbar.

Nutzen für den Stoffwechsel	Schüßler-Salz
Fördert die Bildung von Bauchspeicheldrüsensekret (wichtig für die Fett- und Eiweißverdauung)	Nr. 9, Nr. 23
Regt die Bildung von Verdauungsenzymen an	Nr. 21
Regt die Bauchspeicheldrüsentätigkeit (Insulinbildung) an	Nr. 10, Nr. 21
Schließt Nahrungsfette auf; die Fette werden so besser in ihre Einzelteile zerlegt	Nr. 9
Regt Verdauungsprozesse im Darm an; beugt so Verstopfung, Darmträgheit und Blähungen vor	Nr. 3, Nr. 10
Stärkt die Verdauungsorgane	Nr. 5
Fördert die Lebertätigkeit und die Bildung von Gallensaft	Nr. 6, Nr. 10
Regt den Katabolismus (ausscheidenden, abbauenden Stoffwechsel) an	Nr. 10
Regt den Anabolismus (aufbauenden Stoffwechsel) an	Nr. 2
Verbessert die Sauerstoffaufnahme, um Stoffwechselprozesse zu optimieren	Nr. 3
Fördert die optimale Verteilung der Sauerstoffmoleküle im Körper	Nr. 6

Nutzen für den Stoffwechsel	Schüßler-Salz
Stabilisiert die Nieren, sorgt für eine bessere Filterleistung	Nr. 4
Beschleunigt die Ausscheidung von belastenden Giftstoffen	Nr. 10, Nr. 12
Regt die Vorverdauung im Magen an	Nr. 4, Nr. 8
Reguliert den Flüssigkeitshaushalt, durchfeuchtet die Schleimhäute	Nr. 8
Regt die Kohlenhydratverdauung und den Kohlenhydratstoffwechsel an	Nr. 3, Nr. 17
Verbessert den Eiweißstoffwechsel	Nr. 16, Nr. 17, Nr. 19
Verbessert den Energiestoffwechsel in der Zelle	Nr. 3, Nr. 17
Regt den Stoffwechsel an; wichtig bei Entschlackungskuren	Nr. 4
Aktiviert Bauchspeicheldrüsen-Enzyme	Nr. 2
Fördert den Transport von Nährstoffen (Aminosäuren, Vitaminen) in die Zellen	Nr. 8
Reguliert den Eiweißstoffwechsel	Nr. 6, Nr. 10
Reguliert den Harnsäurestoffwechsel	Nr. 9, Nr. 11, Nr. 16
Reduziert Darmgase	Nr. 5, Nr. 11
Hemmt Fäulnisprozesse im Darm	Nr. 5, Nr. 20
Neutralisiert Säuren im Körper	Nr. 9, Nr. 23
Reguliert die Bildung von Magensäure	Nr. 4
Regt die Thermogenese (siehe Seite 21) an	Nr. 3, Nr. 6, Nr. 17

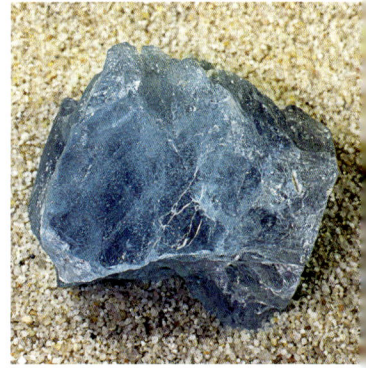

Nr. 17 Manganum sulfuricum – der »blaue Topas« regt den Energiestoffwechsel im Körper an.

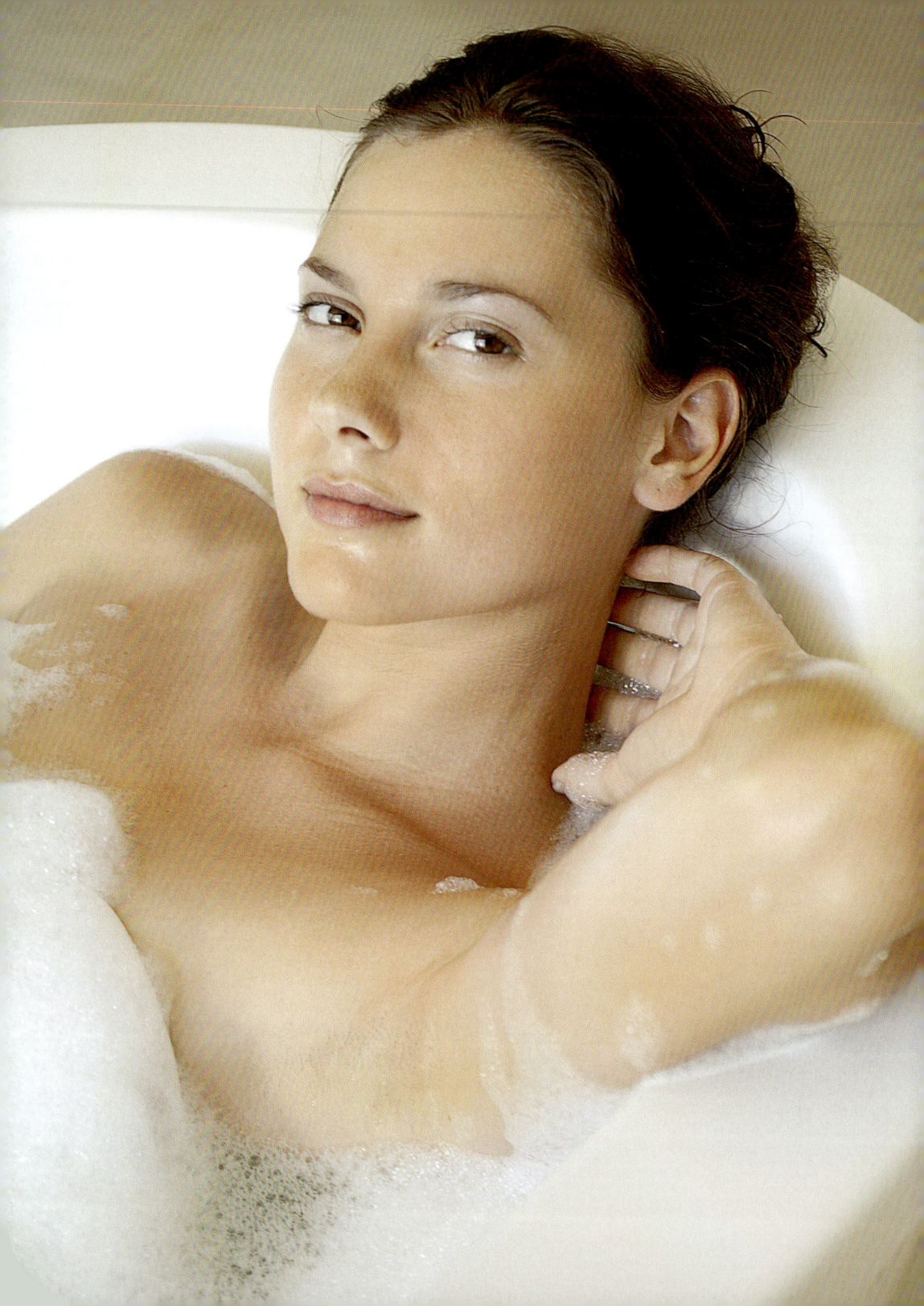

WEG MIT DEM BALLAST!

Der erste Schritt, überflüssige Fettpolster loszuwerden, besteht darin, den Körper mithilfe einer Schüßler-Kur von Schlacken, Säuren und Giften zu befreien.

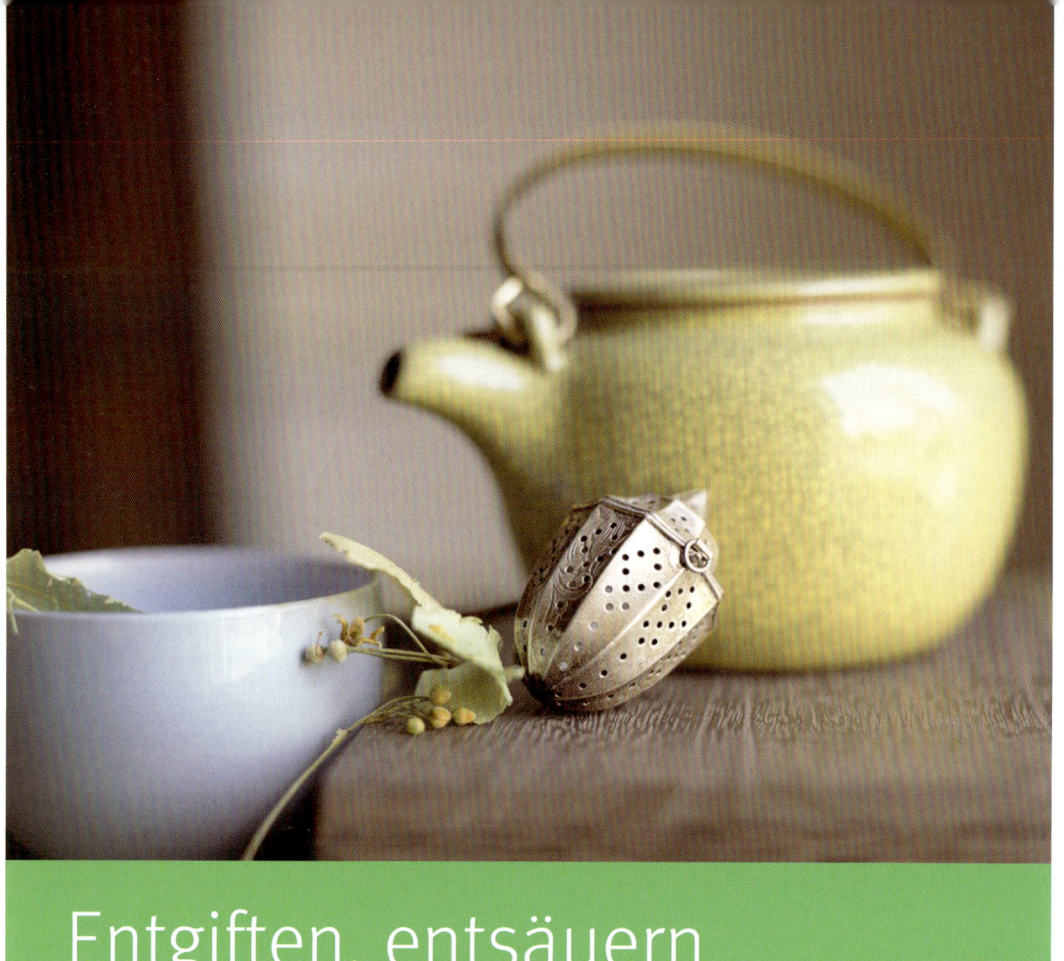

Entgiften, entsäuern, entschlacken

Wer Ordnung schaffen will, sollte erst einmal entrümpeln. Dieses Prinzip gilt nicht nur für den Großputz im Haushalt, sondern genauso für unseren Körper: Entrümpeln ist der erste Schritt, um den Stoffwechsel zu optimieren. Tatsächlich gibt es dazu in unserem Körper eine Menge zu tun. Denn wenn die Stoffwechselorgane schwach oder durch Krankheiten, einseitige und ungesunde Ernährung belastet sind, entstehen im Körper Altlasten. Diese lagert der Körper in Deponien ab, die für ihn zweitrangig wichtige

Gewebe darstellen. Hierzu zählen das Bindegewebe, der Raum zwischen den Zellen, die Unterhaut oder das Fettgewebe. Stellen Sie sich einmal vor, ein mechanisches Uhrwerk wäre mit Schmutz und Fett verunreinigt. Kein Wunder, wenn es nicht mehr richtig funktioniert. Das verschmutzte Uhrwerk ist vergleichbar mit unserer Grundsubstanz, dem Raum zwischen den Zellen. Lagert sich hier Zellmüll (Stoffwechselreste und Schlacken) ab, erstarrt das ganze System. Die Nährstoffaufnahme ist behindert, die Ausscheidung von Schlackenstoffen wird immer noch schlechter und viele Organe arbeiten nicht mehr adäquat. Das ist äußerst ungünstig, denn gerade auf die Ausscheidungsorgane Leber und Gallenblase, Darm und Nieren sind wir angewiesen!

Säuren können krank machen

Das bedeutet, dass der Stoffwechsel immer träger wird. Wir nehmen an Gewicht zu und fühlen uns müde und schlapp. Umso wichtiger ist es, diese Starre des Systems aufzuheben und es wieder funktionsfähig zu machen – denn das ist die Grundvoraussetzung für gesundes und wirkungsvolles Abnehmen.

Da einige dieser Ablagerungen aggressive Säuren sind, die teils im Stoffwechselprozess entstehen, teils durch Nahrungs- und Genussmittel aufgenommen werden (siehe Seite 43), müssen wir uns zunächst ihnen widmen. Säuren wirken sich besonders belastend aus und sollten unbedingt aus dem Körper herausgeschafft werden. Denn: Sauer macht nicht lustig, wie der Volksmund behauptet, sondern krank. Nehmen wir zu viele Säuren auf, kann das langfristig gesehen zu Beschwerden wie dem metabolischen Syndrom (siehe Seite 13) führen.

Säure entsteht über chemische Prozesse

Allerdings sollte man wissen: Saure Lebensmittel bilden nicht immer Säuren im Körper. Im Gegenteil, einige sauer schmeckende Lebensmittel, wie zum Beispiel Zitronen, entfalten im Körper sogar eine basische Wirkung. Das hängt damit zusammen, dass mit diesen Lebensmitteln basenspendende Mineralstoffe aufgenommen werden.

WICHTIG
Zahlreiche Untersuchungen haben inzwischen eine alte Weisheit der Naturheilkunde bestätigt: Chronische Krankheiten sind die Folge einer Erstarrung im Zwischenzellsystem. Die Ausleitung von Ablagerungen ist deshalb die Grundvoraussetzung für eine erfolgreiche Behandlung vieler Krankheiten.

WAS SIND BASEN?

Basen, auch als Laugen bezeichnet, sind chemische Verbindungen, die in wässriger Lösung in der Lage sind, den pH-Wert zu erhöhen. Der pH-Wert (potentia Hydrogenii – Kraft des Wasserstoffes) ist ein Maß für die Stärke einer sauren oder basischen Lösung. Er gibt an, ob eine Lösung oder Körperflüssigkeit (etwa Urin oder Blut) sauer oder basisch ist. Neutral ist eine Lösung, wenn sie einen pH-Wert von 7 hat. Unterhalb von 7 ist sie sauer, oberhalb von 7 basisch. Eine Base ist also das Gegenteil einer Säure und kann diese neutralisieren. Hat Ihr Urin beispielsweise einen pH-Wert von 6,5, ist er leicht sauer. Das bedeutet, dass Ihr Körper mit dem Urin Säuren ausscheidet.

Generell entstehen Säurewerte im Blut durch chemische Prozesse, also wenn Nahrungsmittel verstoffwechselt werden. Tierisches Eiweiß (es enthält Aminosäuren, Phosphor- und Schwefelsäuren) ist eine der Hauptursachen für die Entstehung von Säuren. Auch Zucker kann, obwohl er süß ist, zum Säurebildner werden, und zwar wenn der Organismus nicht genügend Sauerstoff zur Verfügung hat, den er im Stoffwechsel für die Verbrennung von Zucker zu Glukose benötigt. Das ist beispielsweise bei Asthmatikern, Herzkranken und Anämiepatienten sowie bei vielen alten Menschen der Fall. Bekommen solche Menschen dann noch »saure« Rheumamittel verordnet (Antiphlogistika, Antirheumatika), wird die Säurebelastung noch problematischer.

Die meisten Obst- und Gemüsesorten haben im Gegensatz dazu einen basischen Einfluss, das heißt, diese mineralstoffreichen Nahrungsmittel können die Säurelast vermindern. Generell sind für einen ausgeglichenen Säure-Basen-Haushalt die Mineralstoffe Kalium, Zink und Mangan von Bedeutung. Pflanzliche Kost ist somit die Grundlage einer gesunden, basenreichen Ernährung. Man muss zwar nicht gleich zum Vegetarier werden, aber die Einschränkung vor allem des Fleischverzehrs tut dem Körper gut.

Der Säure-Basen-Haushalt des Körpers

Ideal ist, wenn im Körper Säuren und Basen im Gleichgewicht sind. Denn eine Verschiebung des Säure-Basen-Gleichgewichts bedeutet immer, dass eine erhöhte Bereitschaft des Körpers vorliegt, krank zu werden. Je länger das Säure-Basen-Gleichgewicht in Richtung Säuren verschoben ist, desto ernster werden die damit zusammenhängenden Beschwerden. Säuren können beispielsweise dazu führen, dass die Entzündungsbereitschaft des Körpers steigt oder dass Hautkrankheiten chronisch werden und

nicht abheilen. Knorpel-, Bänder-, Sehnen- und Knochenerkrankungen, Bandscheibenleiden, Karies, Allergien und Muskeler-
krankungen können weitere Folgen von zu viel Säuren im Körper
sein. Die Zellen arbeiten nicht mehr optimal und der Stoffwechsel ist gestört.

Woher weiß ich, ob Säuren meinen Körper belasten?

Die oft verbreitete Meinung, ein saurer Urin (pH-Wert 5 bis 6,9)
zeige eine Übersäuerung des Körpers an, ist so nicht richtig. Saurer Urin zeigt lediglich an, dass Säuren ausgeschieden werden,
und das ist schließlich gut für den Organismus. Entscheidend ist
etwas ganz anderes: nämlich wie unser Körper mit Säuren um-
geht. Ist er gut in der Lage, sie zu puffern und auszuscheiden,
oder nicht?

Um diese Frage zu klären, gibt es eine Blutuntersuchung, die der
Säure-Basen-Experte Hans-Heinrich Jörgensen vor vielen Jahren
entwickelt hat. Diese Untersuchung überprüft die Fähigkeiten des

WOHER KOMMEN DIE SÄUREN IM KÖRPER?

> Essigsäure wird in unserem Körper bei der Verstoffwechselung von Fett und Süßigkeiten gebildet.

> Schwefelsäure wird beim Verzehr von Fleisch (Eiweißverdauung) gebildet, ebenso wie Harnsäure, die die Entstehung von Gicht begünstigt.

> Oxalsäure ist in Rhabarber und Kakao enthalten; sie begünstigt die Bildung von Nierensteinen.

> Salpetersäure ist in Käse und Gepökeltem enthalten.

> Gerbsäure kommt in Kaffee, Schwarztee und grünem Tee vor.

> Kohlensäure nehmen wir über kohlensäurehaltige Getränke auf.

> Milchsäure wird über Milch und Milchprodukte aufgenommen.

> Phosphorsäure ist in Cola-Getränken, Dosengerichten und in Fertignahrung als Geschmacksverstärker enthalten.

> Weinsäure wird durch Weingenuss, Nikotinsäure durch Rauchen aufgenommen.

> Acetylsalicylsäure ist in Schmerz-, fieber- und entzündungshemmenden Medikamenten enthalten.

> Salzsäure wird bei Angst und Stress vermehrt im Magen gebildet.

WIE UNSER KÖRPER SÄUREN UND GIFTE AUSSCHEIDET

Unser Körper entgiftet, entschlackt und entsäuert über verschiedene Organe und auf unterschiedliche Weise:

> Über die Haut scheidet der Körper Schweiß und bei Entzündungen Eiter aus.
> Auch die Nieren tragen zur Entsäuerung und Entgiftung des Körpers bei. Sie filtern das Blut und erhalten den Säure-Basen-Haushalt aufrecht. Mit dem Urin werden überschüssige Salze sowie Harnstoff und Harnsäure ausgeschieden.
> Über den Darm werden nicht verwertbare Reste des Speisebreis als Stuhlgang ausgeschieden.
> Die Leber entgiftet, in dem sie belastende Substanzen zerstört. Dazu zählen körpereigene und körperfremde Stoffe, zum Beispiel Medikamente und Giftstoffe.
> Die Lymphe ist Flüssigkeit aus dem Zwischenzellraum. In den Lymphbahnen sind an verschiedenen Stellen Lymphknoten eingeschaltet, die eine Filter- und Abwehrfunktion haben.

Blutes, Säuren zu puffern und den pH-Wert in der Norm zu halten. Die Methode wird in vielen Arzt- und Heilpraktikerpraxen angeboten – fragen Sie Ihren Arzt oder Heilpraktiker nach der Blutuntersuchung nach Jörgensen.

Anhand bestimmter Beschwerden können Sie aber auch selbst grob einschätzen, ob eine Säurebelastung vorliegt: Menschen mit Muskel-, Gelenk-, Bänder- und Knochenerkrankungen, die zusätzlich noch Rheumamittel einnehmen und viel Fleisch (vor allem Schweinefleisch) essen, sind fast immer betroffen.

So werden Sie Gifte, Säuren und Schlacken los

Auf den folgenden Seiten werden Sie verschiedene Möglichkeiten kennenlernen, die Ihren Körper entgiften und reinigen (entschlacken). Auf diese Weise tun Sie sehr effektiv etwas für Ihre Gesundheit und verbessern die Leistung des Stoffwechsels.

Mit Entschlackung sind Maßnahmen gemeint, die Giftstoffe und schädliche Stoffwechselprodukte aus dem Körper schleusen. Die Erfahrungsheilkunde betrachtet Entschlacken als eine wesentliche Maßnahme, um chronische Krankheiten und Stoffwechselstörungen wirkungsvoll zu beeinflussen. Auch beim Abnehmen spielt das Entgiften, Entschlacken und Entsäuern eine wichtige Rolle, da Schlackenstoffe den Stoffwechsel beeinträchtigen.

Schritt für Schritt vorgehen

Ihre Entschlackungskur beginnen Sie am besten bei der Leber und suchen sich von den Kurbausteinen ab Seite 46 einen oder zwei heraus, die Ihnen am meisten zusagen. Dann fahren Sie mit der Anregung der Nieren fort. Anschließend kommen nacheinander der Darm und die Haut an die Reihe. Durch diese Maßnahmen werden Sie nicht nur leistungsfähiger, sondern können auch schon Übergewicht abbauen. Wir empfehlen Ihnen, bei der Auswahl Ihrer Kurbausteine vor allem auf die folgenden Möglichkeiten zu achten:

> Tee oder Frischpflanzensaft
> Klistier (Darmeinlauf oder Darmspülung)
> Teil- oder Vollbad, Sauna oder Infrarotkabine

GU-ERFOLGSTIPP   ENTSCHLACKEN – EINMAL PRO WOCHE

Sehr wirkungsvoll können Sie auch über die Ernährung entschlacken. Legen Sie regelmäßig, wenn möglich einmal pro Woche, einen Entschlackungstag ein und behalten Sie das auch während Ihrer Abnehmkur bei. Das entlastet den Stoffwechsel, den Darm und die Nieren. Es hilft dem Körper, Schlacken, Säuren und Giftstoffe loszuwerden, und steigert nicht zuletzt Ihren Abnehmerfolg.

> Für den Low-Protein-Typ und den Mischtyp eignen sich besonders Obst und Gemüse. Sehr empfehlenswert sind Ananas, Artischocken, Blumenkohl, Papaya, Sellerie und Weintrauben, denn sie enthalten Enzyme, die den Stoffwechsel ankurbeln.

> Der Low-Carb-Typ sollte sich bei Obst auf Äpfel und Birnen beschränken und auf Gemüsesorten wie Blumenkohl, Sellerie und Spargel zurückgreifen. Ideal ist auch ein Molketag, denn Molke liefert außerdem den hochwertigen Eiweißbaustein Albumin, der das Immunsystem stärkt. Molke enthält zudem viel Kalium, was das Gleichgewicht der Mineralstoffe aufrechterhält, sowie Kalzium für die Stabilität der Knochen.

> Wichtig an solchen Tagen: mindestens drei Liter trinken. Neben Wasser sind Tees aus Brennnesselkraut, Birkenblättern und Schachtelhalm zu empfehlen. Sie entschlacken und kurbeln den Stoffwechsel an.

Sie können jedoch auch beliebige andere Entgiftungsmaßnahmen auswählen oder sie im Anschluss folgen lassen. Doch überfordern Sie' Ihren Körper nicht. Gönnen Sie ihm auch immer wieder eine Ruhephase von einigen Tagen, damit er auf die durchgeführten Maßnahmen reagieren kann.

Entgiften über die Leber

Giftausscheidung über die Leber ist auf zweierlei Weise möglich: Einerseits wird die Ausscheidung und Produktion von Gallensäuren über leberwirksame Kräuter angeregt, andererseits über einen feuchtheißen Leberwickel die Durchblutung und damit der Stoffwechsel der Leber aktiviert. Über die Bildung von Gallensäuren regt die Leber den Verdauungsprozess (vor allem von Fetten) im Dünndarm an – das ist wichtig beim Abnehmen. Auch die vom Darm aufgenommenen Stoffe können problemlos umgewandelt und Giftstoffe verstärkt ausgeschieden werden.

Tee und Frischpflanzensäfte

Es gibt verschiedene leberwirksame Pflanzen, doch als besonders wirksam gelten Benediktenkraut und Mariendistel.

Lassen Sie sich in der Apotheke einen Tee aus 25 Gramm Benediktenkraut und 25 Gramm Mariendistelfrüchten mischen. Geben Sie einen gehäuften Teelöffel in eine Tasse, füllen Sie diese mit siedendem Wasser und lassen Sie den Tee 10 Minuten ziehen.

> Trinken Sie von diesem Lebertee mindestens eine Woche lang – aber nicht länger als vier bis sechs Wochen – täglich zwei bis drei Tassen.

Alternativ zum Tee ist auch die Kombination von zwei Frischpflanzensäften (siehe Seite 52) sehr leber- und gallewirksam: Löwenzahn- und Schwarzrettichsaft, die den Gallefluss und so reflektorisch die Leberfunktion anregen. Erhältlich sind sie in der Apotheke oder im Reformhaus; bitte nach Packungsanleitung einnehmen.

TIPP

Falls Sie mit dem Beginn Ihrer eigentlichen Abnehmkur nicht warten wollen, bis alle Entgiftungs- und Entschlackungsmaßnahmen beendet sind, können Sie auch schon früher damit anfangen. Mit der begleitenden Schüßler-Kur (siehe ab Seite 74) sollten Sie auf alle Fälle jedoch bis nach dem Entschlacken warten, um Ihren Körper nicht zu überfordern.

> Trinken Sie beide Säfte kurmäßig mindestens eine Woche lang. So erfährt Ihre Leber eine Rundumerneuerung und Sie befreien sich von Giftstoffen.

Leberwickel und Schüßler-Salz Nr. 6

Das Beste, was Sie zusätzlich für die Entlastung der Leber tun können, ist der Leberwickel. Dazu nehmen Sie ein feuchtheißes, zusammengefaltetes Handtuch und legen es unter den rechten Rippenbogen. Darüber legen Sie ein trockenes Tuch und darüber eine Wärmflasche. Durch die feuchte Wärme wird die Durchblutung der Leber und damit die Produktion von Gallensäuren, die intensiv am Verdauungsprozess im Dünndarm beteiligt sind, angeregt. Wenn Sie diese Anwendung vor dem Schlafengehen machen, wirkt sie besonders intensiv. Denn nach der chinesischen Organuhr (siehe Seite 54) haben Galle und Leber ihre höchste Aktivität nachts zwischen 23 und 3 Uhr. Bevor Sie sich schlafen legen, lösen Sie noch zehn Tabletten der Nr. 6 Kalium sulfuricum D6 in heißem Wasser auf (»Heiße Sieben«, siehe Seite 31) und trinken das Glas schluckweise leer. Wichtig: Behalten Sie jeden Schluck für einige Sekunden im Mund und speicheln Sie ihn gut ein.

> Wenden Sie den Leberwickel abends über einen Zeitraum von mindestens einer Woche an.

Belastungen der Leber vermeiden

Bei alldem sollten Sie jedoch wissen: Das Wichtigste für die Leber ist, dass Sie sie möglichst nicht belasten, vor allem wenn Ihre Leberwerte schon erhöht oder im grenzwertigen Bereich sind. Leberbelastend wirken unter anderem Alkohole (auch minderwertige Fuselalkohole, die von Pilzen und durch Gärprozesse im Darm produziert werden), Umweltgifte, Medikamente, Düngemittelrückstände in der Nahrung und Süßigkeiten – vor allem aber alle Chemikalien, die wir über die Atemluft aufnehmen (zum Beispiel Lösungsmittel am

GU-ERFOLGSTIPP

WIRKSAME BITTERSTOFFE

Unterstützen Sie die Funktion Ihrer Leber und entlasten Sie sie: Achten Sie ganz einfach darauf, dass Sie einmal am Tag Bitterstoffe mit der Nahrung zu sich nehmen – zum Beispiel bittere Salate wie Löwenzahn-, Chicorée- oder Radicchio-Salat. Bitterstoffe regen den Gallefluss und reflektorisch die Leberfunktion an.

EINE CHANCE FÜR DIE LEBER

Neueste Forschungen zeigen, dass Zink und ein Aminosäurengemisch (Ornithinaspartat) das Beste für eine belastete oder kranke Leber sind. Beide fördern die Harnstoffbildung der Leber und steigern so die Entgiftungsleistung. Dadurch können sich toxische Leberschäden wie die Fettleber wieder zurückbilden. Leberbelastende Medikamente (zum Beispiel über das Blut wirkende Anti-Pilz-Mittel) und Alkohol müssen während einer Kur allerdings unbedingt gemieden werden.

Die beiden Wirkstoffe Ornithinaspartat und Zink (beides aus der Apotheke, einzunehmen nach Packungsanleitung) können zwar keine Leberzirrhose heilen – aber zumindest die gefürchteten Folgeschäden wie Krampfadern der Speiseröhre oder Bauchwassersucht vermeiden. Wie alle Organe, die am Verdauungs- und Stoffwechselprozess beteiligt sind, fördert die Leber durch eine optimale Funktion das Abnehmen und schützt uns auf diese Weise auch vor dem metabolischen Syndrom.

Arbeitsplatz). Wird die Leber über Jahre hinweg belastet, kommt es zunächst zur Fettleber – das Lebergewebe baut sich dabei in funktionsunfähiges Fettgewebe um – und später zur Leberzirrhose.

Reinigung über die Nieren

Um die Funktion der Nieren anzuregen, ist eine Durchspülungstherapie am besten geeignet – sie sollte jedoch nicht bei Nieren- und Herzschwäche angewendet werden! Heiße Sitzbäder und ansteigende Fußbäder (siehe Seite 59) fördern zusätzlich die Aktivität der Nieren. Die Nierenanregung unterstützt die Reinigung des Körpers und hilft, überschüssige Wassereinlagerungen auszuscheiden. Untersuchungen zufolge ist Übergewicht nicht nur ein Fettproblem, sondern auch ein Wassereinlagerungsproblem durch in ihrer Funktion eingeschränkte Nieren.

Tees und Frischpflanzensäfte

Die folgenden pflanzlichen Heilmittel eignen sich besonders zur Anregung der Nierenausscheidung: Goldrutenkraut, Birkensaft oder Birkenblättertee, Brennnesselsaft oder Brennnesseltee, Ackerschachtelhalmtee, Zinnkrauttee und Orthosiphonblätter-

Tee. Sie sind in der Apotheke oder im Reformhaus erhältlich.

Die Nieren durchspülen

Sehr empfehlenswert ist es, eine Nierendurchspülungskur mit einer der genannten Teesorten durchzuführen, zum Beispiel mit Goldrutenkraut. Dieser Tee hat gleichzeitig eine vorbeugende Wirkung gegen Harnsteine und Nierengrieß. Geben Sie ein bis zwei Teelöffel der Teedroge in eine Tasse und übergießen Sie sie mit kochendem Wasser. Zehn Minuten ziehen lassen, dann abseihen.

> Trinken Sie von diesem Tee mindestens eine Woche lang, aber nicht länger als vier Wochen, täglich zwei bis drei Tassen über den Tag verteilt.

Birkensaft und Bohnensaft

Alternativ zur Teekur ist eine vierwöchige Kur mit Birken- und Bohnensaft möglich; beide sind in der Apotheke oder im Reformhaus erhältlich. Birkensaft fördert die Durchspülung der Nieren und Harnwege Eine Therapie mit dem Saft aus frischen

WICHTIG

Teedrogen zählen wie andere Naturpräparate zu den Arzneimitteln und sollten nur über maximal vier bis sechs Wochen angewendet werden. Das gilt für Goldrutenkraut, Brennnesselblätter und Zinnkraut ebenso wie für andere Pflanzen. Langfristig angewendet, können sonst unerwünschte Wirkungen auftreten. Pflanzen, die die Wasserausscheidung anregen, können zum Beispiel die Nieren reizen.

GU-ERFOLGSTIPP   EIN TEE ZUM ENTSÄUERN

Die folgende Teekur hilft, überschüssige Säuren aus dem Körper zu schleusen. Dadurch steigern Sie Ihren Abnehmerfolg, denn wenn weniger Säuren den Körper belasten, arbeiten die Stoffwechselorgane besser. Lassen Sie sich in der Apotheke einen Tee aus 50 Gramm Kümmelfrüchten, 250 Gramm Fenchelfrüchten, 100 Gramm Anisfrüchten und 50 Gramm Süßholzwurzel mischen. Geben Sie einen Esslöffel der Teemischung auf einen Liter kochendes Wasser, lassen Sie den Tee fünf bis sieben Minuten ziehen und trinken Sie ihn über den Tag verteilt.

> Trinken Sie mindestens eine Woche lang, aber nicht länger als vier Wochen, täglich einen Liter dieses Tees.

Birkenblättern empfiehlt sich ebenso bei Neigung zu Nierengrieß. Zudem unterstützt der Saft die Linderung rheumatischer Beschwerden. Bohnensaft, der Presssaft aus frischen grünen Bohnen, regt die Nierentätigkeit an. Er hilft zur unterstützenden Behandlung bei erschwertem Wasserlassen und aktiviert ganz allgemein die Nierenleistung.

> Trinken Sie zunächst eine Woche lang Bohnensaft und anschließend über den gleichen Zeitraum Birkensaft, jeweils zwei- bis dreimal täglich einen Messbecher pur oder mit einem Glas Wasser verdünnt.

Entlastung über den Darm

Wenn Dünn- und Dickdarm optimal funktionieren, trägt dies zur Entgiftung des Körpers und zu einer besseren Nährstoffaufnahme bei. Regelmäßiger Stuhlgang, mindestens einmal täglich, ist ein Zeichen dafür, dass der Darm seine Tätigkeit optimal verrichtet – eine wichtige Voraussetzung fürs Abnehmen. Verstopfung und Durchfall hingegen verraten, dass die Darmtätigkeit eingeschränkt ist. Bei Verstopfung ist die Verweildauer des Nahrungsbreis im Darm erhöht. Das kann entweder daran liegen, dass der Darm zu schlaff ist und sich nur träge bewegt, oder dass man zu wenig trinkt und für zu wenig Bewegung sorgt. Abführmittel belasten den Darm zusätzlich, wenngleich sie den Stuhlgang ermöglichen. Denn durch die Einnahme von Abführmitteln kann Kalium, das sehr langsam vom Dünndarm aufgenommen wird, nicht mehr resorbiert werden. Darunter leidet die rhythmische Darmbewegung (Peristaltik) noch mehr. Es gibt jedoch einfache Mittel, die Ihnen helfen, einen desolaten oder trägen Darm schnell wieder zu mobilisieren – und das ohne belastende Abführmittel.

Den Bauch massieren

Der Arzt und Begründer der Mayr-Kur, Dr. Franz Xaver Mayr (1875-1965), gab seinen Patienten einen einfachen Tipp, um Darmfunktion und Pfortaderkreislauf anzuregen: Morgens nach dem Aufstehen sollten sie den Bauch kreisförmig mit einer mittelharten Bürste im Uhrzeigersinn massieren. Genau das sollten Sie auch tun, wenn Ihr Darm träge ist. Eine fünfminütige Massage ist völlig ausreichend. Ein Glas lauwarmes Wasser vor dem Frühstück verleiht dem Darm nach der inaktiven Nacht zusätzlich einen morgendlichen Kick und bringt ihn schnell wieder auf Trab.

Den Bauch schröpfen

Leiden Sie bereits seit längerer Zeit unter chronischer und hartnäckiger Verstopfung, hilft Ihnen eine Schröpfkopfmassage. Dabei wird in einem Schröpfglas ein Vakuum erzeugt, das die Haut am Bauch ansaugt und in das Glas hineinzieht. Dies bewirkt reflektorisch eine Anregung der Darmfunktion. Selbst die hartnäckigste Verstopfung kann dadurch geheilt werden.

Besorgen Sie sich zunächst ein Schröpfglas mit Ventil im Sanitätsgeschäft oder in der Apotheke. Nehmen Sie die Schüßler-Lotion Nr. 11 Silicea (alternativ Olivenöl) und verteilen Sie sie gleichmäßig auf Ihrem Bauch. Setzen Sie nun den Schröpfkopf am rechten Unterbauch in Höhe des Darmbeinkamms (der tastbare Knochen seitlich des Unterbauchs) an. Saugen Sie die Bauchhaut in den Schröpfkopf (nur so stark, wie Sie es ertragen, es darf nicht wehtun) und fahren Sie in kreisenden Bewegungen im Uhrzeigersinn über den Bauch. Von rechts unten geht es zunächst aufwärts bis auf Höhe des Bauchnabels, dann quer über den Bauch und schließlich auf der linken Seite wieder abwärts bis zum Darmbeinkamm. Dann fahren Sie quer hinüber zur rechten Seite und beginnen die Anwendung von vorn. Das Ganze wiederholen Sie 10- bis 15-mal.

> Machen Sie für die Dauer von mindestens einer Woche täglich einmal eine solche Schröpfkopfmassage – dadurch wird Ihr Darm allmählich wieder aktiviert.

WAS BLÄHUNGEN VERURSACHEN KANN

Wenn der Darm nicht ausgewogen arbeitet, bildet er Gase und der Bauch bläht sich. Die Ursachen für solche unangenehmen Blähungen sind nicht bei allen Menschen die gleichen, doch sehr häufig liegt es an schwer verdaulichen Nahrungsmitteln wie rohen Zwiebeln, Kohl oder Hülsenfrüchten. Zucker und Vollkornprodukte können ebenfalls Blähungen verursachen, weil sie sich nicht vertragen. Auch Kohlensäure kann den Bauch aufblähen, deshalb ist stilles Mineralwasser in jedem Fall vorzuziehen. Nicht zuletzt kann es an Bewegungsmangel liegen, wenn die Nahrung zu lange im Darm verweilt und Gase bildet.

Tee und Frischpflanzensäfte

Dieser Tee hilft Ihrem Darm, indem er Fäulnisbildungsprozesse verhindert und die Darmfunktion anregt: Lassen Sie sich in der Apotheke 10 Gramm Löwenzahnwurzel und -kraut, 10 Gramm Wegwartenwurzel, 10 Gramm Wermutkraut, 30 Gramm Kümmelfrüchte, 30 Gramm Anisfrüchte und 10 Gramm Pfefferminzblätter mischen. Geben Sie zwei Teelöffel der Teemischung auf einen Viertelliter Wasser – kurz aufkochen lassen und abseihen.

> Trinken Sie morgens und abends eine Tasse (möglichst ungesüßt) über einen Zeitraum von mindestens einer Woche.

Sehr hilfreich bei Verdauungsbeschwerden sind außerdem die folgenden Pflanzensäfte, die Sie in der Apotheke oder im Reformhaus kaufen können. Die pflanzlichen Wirkstoffe sind darin besonders hoch konzentriert; deshalb wirken sie oft noch intensiver als Tee: Sauerkrautsaft reguliert die Darmflora und baut sie auf. Wermutsaft regt die Magen-Darm-Tätigkeit an. Schafgarbensaft beruhigt den Darm und löst Krämpfe. Brunnenkressesaft regt die Ausscheidung an. Fenchelsaft beruhigt Magen und Darm und hilft gegen Blähungen.

> Nehmen Sie den jeweiligen Frischpflanzensaft nach Packungsanleitung über einen Zeitraum von mindestens einer Woche, aber nicht länger als vier bis sechs Wochen, ein.

Powerkräuter mit Bitterstoffen

Bitterstoffe, wie sie in verschiedenen Kräutern und Salaten vorkommen (siehe Seite 47), sind nicht nur für die Leber, sondern auch für den Darm gut. Sie regen die Ausscheidung von Verdauungsfermenten an und verbessern so den Verdauungsvorgang. Eine gute Kombination von Kräutern sollte gegen Blähungen wirksam sein, die Schleimbildung im Darm regulieren und die Verdauungsleistung verbessern. Diese Voraussetzungen erfüllt ein von dem Kräuterkundigen Bertrand Heidelberger entwickeltes Pulver (Heidelbergers Kräuterpulver), das viele Jahre in Vergessenheit geraten war. Sie erhalten es in Apotheken und Reformhäusern.

> Kauen Sie morgens und abends einen Teelöffel des Pulvers und trinken Sie etwas Wasser nach.

Darmeinlauf

Ein Einlauf reinigt den Enddarm (Mastdarm) von alten Stuhlresten. Gleichzeitig erfolgt reflektorisch eine anregende Wirkung auf die Tätigkeit des gesamten Dickdarms; das reguliert den Stuhlgang. Es hilft außerdem schnell bei Verstopfung – ohne die Nebenwirkung von Abführmitteln.

Besorgen Sie sich eine Einlaufspritze (etwa 90 Milliliter) aus der Apotheke oder dem Sanitätsgeschäft und füllen Sie diese mit lauwarmem Wasser. Führen Sie die Spritze vorsichtig einige Zentimeter in den After ein und entleeren Sie sie. Die Flüssigkeit sollte möglichst für einige Minuten im Darm bleiben. Dann entleeren Sie den Darm.

> Der Einlauf kann mehrmals nacheinander angewendet werden, bis Sie das Gefühl haben, gut entleert zu sein. Wenden Sie den Einlauf im Laufe einer Woche ein- bis zweimal an.

Schüßler-Salze für den Verdauungstrakt

Schüßler-Salze helfen Ihrem Körper, die Verdauungsleistung im Dick- und Dünndarm zu optimieren und für einen regelmäßigen Stuhlgang zu sorgen. Verstopfung, Blähungen und Winde können durch eine konsequente Einnahme schon in wenigen Tagen abklingen. Die folgenden Schüßler-Salze sind bei Verdauungsbeschwerden wichtig:

Nr. 3 Ferrum phosphoricum D12 – dieses Salz wird von den kleinen Muskeln (Ringmuskeln) der Darmzotten benötigt. Nehmen diese nicht genügend Eisen auf oder fehlt Eisen in der Nahrung, arbeitet der Darm ungenügend und kann den Nahrungsbrei nicht schnell genug weitertransportieren.

> Nehmen Sie über den Tag verteilt drei bis sechs Tabletten ein.

Nr. 5 Kalium phosphoricum D6 – wenn Blähungen und übelriechende Winde durch Gärungs- und Fäulnisprozesse im Darm entstehen.

> Nehmen Sie über den Tag verteilt sechs bis acht Tabletten ein.

Nr. 8 Natrium chloratum D6 – bei Verstopfung, wenn der Stuhl trocken aussieht. Das Salz fördert außerdem die Bildung von Darmschleim (Mucin) und regelt die Durchfeuchtung der Darm-

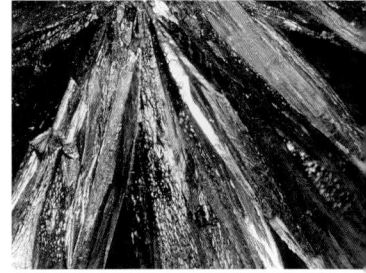

Ferrum phosphoricum sorgt dafür, dass die ringförmigen Muskeln des Darms optimal arbeiten.

schleimhaut. Auf diese Weise kann der Nahrungsbrei besser transportiert werden.

> Nehmen Sie über den Tag verteilt sechs bis acht Tabletten ein.

Nr. 9 Natrium phosphoricum D6 – für die Verseifung (ein chemischer Prozess, bei dem Fette in ihre Bestandteile zerlegt werden) von aufgenommenen Nahrungsfetten.

> Nehmen Sie über den Tag verteilt sechs bis acht Tabletten ein. Nach üppigen Mahlzeiten, vor allem abends, sollten Sie das Salz als »Heiße Sieben« (siehe Seite 31) einnehmen. Dadurch verbessert sich der Verdauungsstoffwechsel und es kommt nicht zu unangenehmen Blähungen und morgendlichen Kopfschmerzen.

Nr. 10 Natrium sulfuricum D6 – fördert die Ausscheidung des Stuhlgangs und beschleunigt die Darmpassage. Es ist besonders wichtig, wenn Sie unter Verstopfung leiden. Sollte die D6-Potenz keine ausreichende Verbesserung erzielen, versuchen Sie es mit der D3-Potenz.

> Nehmen Sie über den Tag verteilt drei bis sechs Tabletten ein.

Den Stoffwechsel anregen nach der Organuhr

Nach Auffassung der chinesischen Medizin erzeugen und verbrauchen die Organe unseres Körpers Energie. Das bedeutet, dass innerhalb von 24 Stunden ein Organ zwei Stunden lang auf Hochtouren läuft. Über die Energiebahnen (Meridiane) wird danach die überschüssige Energie an das nächste Organ weitergegeben. Dieser Kreislauf wiederholt sich ständig von Neuem. Wir können die chinesische Organuhr für uns nutzen, wenn wir die Maximalzeiten der Organe beachten. Wenn Sie also Nieren, Leber, Galle oder Darm anregen wollen, so tun Sie dies am besten vor oder während der Maximalzeit des betreffenden Organs, die Sie an der Organuhr auf Seite 55 ablesen können.

Ausscheidung über die Haut

Die Ausscheidung über die Haut anzuregen ist für alle Entgiftungs- und Entsäuerungsmaßnahmen und damit generell für Stoffwechsel und Gewichtsabnahme von Bedeutung. Diese Erkenntnis entspricht auch der Säftelehre der alten Medizin (siehe

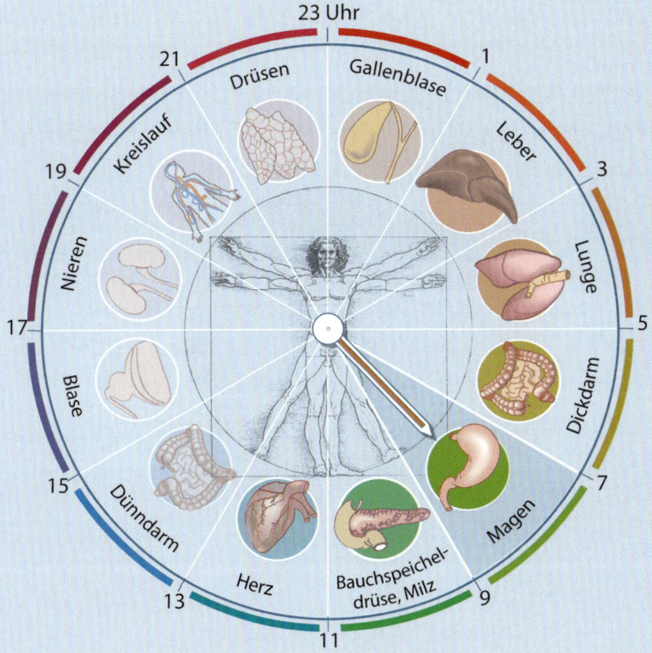

DIE ORGANUHR

An der chinesischen Organuhr lässt sich die Maximalzeit jedes Organs ablesen.
Für den Magen ist es zum
Beispiel die Zeit zwischen
7 und 9 Uhr morgens.

Seite 15), denn schon die alten Ärzte waren überzeugt: »Ein Drit-
tel der Krankheiten kann durch Schwitzen geheilt werden.«
Generell fördert jede Möglichkeit, die Schweißabsonderung anzuregen, die Reinigung über die Haut. Deshalb sollten Sie, sofern
keine Herz-Kreislauf-Erkrankung dagegen spricht, gerade während des Abnehmens einmal wöchentlich in die Sauna oder In-
frarotkabine gehen. Das regt die Schweißabsonderung und damit
die Ausscheidung von Schlackenstoffen an, fördert den Stoffwechsel und damit auch das Abnehmen.

Tees für die Schweißbildung

Auch verschiedene Tees helfen, die Schweißbildung zu fördern.
Besonders eignen sich Lindenblütentee, Holunderblütentee sowie
Tees aus Kamillenblüten oder Benediktenkraut, um die Hautat-
mung und Schweißproduktion anzuregen.

Der Schwitztee

Sie können sich in der Apotheke oder im Reformhaus auch einen speziellen Schwitztee besorgen, den Sie nach Packungsanleitung zubereiten. Oder Sie mischen sich mit je 25 Gramm Lindenblüten und Holunderblüten selbst einen Schwitztee: Übergießen Sie einen gehäuften Teelöffel der Teemischung mit einer Tasse heißem Wasser. Lassen Sie den Tee zehn Minuten ziehen und trinken Sie ihn möglichst heiß.

> Trinken Sie mindestens eine Woche lang, aber nicht länger als drei bis vier Wochen, täglich drei bis vier Tassen. Das regt die Schweißbildung und damit die Hautreinigung sehr effektiv an. Das Schwitzen bewirkt nicht nur eine Senkung des Blutdrucks und Anregung des Kreislaufs. Es regt generell den Stoffwechsel an, aktiviert die Schweißdrüsen und verbessert die Durchblutung. Das fördert die Intensität und damit auch den Erfolg jeder Abnehmkur.

Das Salz-Sitzbad

Ein Salz-Sitzbad kann den Stoffwechsel ebenfalls sehr wirkungsvoll auf Touren bringen. Es ist zum einen besonders gut für die Ausleitung von Giftstoffen, zum anderen regt es, so die Erfahrungsheilkunde, zusätzlich den Lymphfluss an.

Geben Sie ein Pfund Meer- oder Steinsalz ins Duschbecken oder in die Badewanne und füllen Sie das Becken mit 36 bis 40 °C warmem Wasser (je nach Temperaturverträglichkeit), sodass es Ihnen bis zum Bauch reicht. Bleiben Sie fünf Minuten im Duschbecken sitzen – dann fängt der Körper an zu schwitzen. Wird kein Schweiß gebildet, ist der Lymphfluss blockiert – dann wiederholen Sie das Bad nach zwei Tagen und eventuell noch einmal, bis Ihr Körper Schweiß absondert. Nach dem Bad ziehen Sie sich ohne Abtrocknen sofort warm an (der Körper darf nicht abkühlen!) und legen sich ins Bett.

> Um die Ausscheidung über den Lymphfluss anzuregen, können Sie das Salzbad einmal wöchentlich anwenden. Achten Sie jedoch bitte darauf, dass Sie die maximale Anwendungsdauer von vier Wochen nicht überschreiten.

TIPP
Nehmen Sie an dem Tag, an dem Sie das Salz-Sitzbad durchführen, die beiden Schüßler-Salze Nr. 10 Natrium sulfuricum D6 und Nr. 12 Calcium sulfuricum D6, jeweils sechs Tabletten über den Tag verteilt. Das regt den Lymphfluss und die Ausscheidung zusätzlich an; Sie fühlen sich innerlich gereinigt.

Das Salzhemd

Eine Alternative zum Salz-Sitzbad ist das Salzhemd. Es ist ein uraltes Heilmittel aus der Naturheilkunde. Es wirkt besonders entschlackend auf den Körper, da Stoffwechselrückstände sehr wirksam ausgeschieden werden. Der Effekt beruht darauf, dass Salz Wasser bindet. Das Salzhemd regt die Schweißproduktion so stark an, dass dadurch viele Giftstoffe den Körper verlassen. Das wiederum ist eine optimale Unterstützung beim Abnehmen.

Lösen Sie 350 Gramm Meer- oder Steinsalz in 1,5 Liter lauwarmen Wasser auf. Dann tauchen Sie ein Hemd oder langärmeliges T-Shirt in die Lösung, sodass dieses sich gut vollsaugt. Ziehen Sie das nasse Hemd an, ohne es auszuwringen. Umwickeln Sie Ihren Oberkörper dann mit einer Plastikfolie und decken Sie sich gut zu. Nach 15 Minuten duschen Sie sich warm ab und reiben Ihre Haut mit der Schüßler-Lotion Nr. 11 ein, damit sie nicht austrocknet.

> Sie können das Salzhemd dreimal pro Woche anwenden, sollten jedoch eine Dauer von vier Wochen nicht überschreiten.

Das Basenbad

Um die Nieren bei der Ausscheidung von Säuren zu entlasten, eignet sich ein Basenbad, das Sie als Teil- oder Vollbad durchführen können. Ein Teil der Säuren wird dadurch über die Haut ausgeschieden. Wichtig ist, dass das Wasser einen pH-Wert von 8 bis 9 hat, also wirklich basisch ist. Ist es sauer, bringt es nichts; ist es neutral (pH 7), vermindert das den Reinigungseffekt über die Haut. In der Apotheke und im Reformhaus gibt es fertige basische Badesalzkonzentrate zu kaufen. Alternativ können Sie auch Natronpulver aus der Apotheke oder Drogerie verwenden. Für ein Vollbad genügen meist vier bis sechs Beutel Natronpulver (je nach Härtegrad des Was-

GU-ERFOLGSTIPP

GIFT AUSSCHEIDEN MIT DEM BAUMESSIGPFLASTER

Eine besonders intensive Möglichkeit, Giftstoffe über die Haut auszuscheiden, ist die Anwendung des Baumessigpflasters. Das aufwendige Herstellungsverfahren geht auf den japanischen Biologen Shunsuke Nakamura zurück, der von 1960 an die Essig-Extraktion aus Bambusbäumen erforschte. Das Vitalpflaster ist inzwischen in Japan so begehrt, dass monatlich Millionen davon produziert werden. Es wird zur Entgiftung über die Fußsohlen eingesetzt und kann problemlos über Nacht dort angebracht werden. Je nach toxischer Belastung sieht das Pflaster dann am Morgen gelblich bis schwarz aus. Empfehlenswert ist eine Kur von 14 Tagen (Bezugsadressen siehe Seite 124).

NOCH EFFEKTIVER ENTSÄUERN

Noch wirksamer ist eine Entsäuerung über die Haut, wenn sie gleichzeitig über das Blut erfolgt. Nehmen Sie daher während Ihrer Basenbadkur mindestens eine Woche lang täglich vor dem Frühstück drei Natron-Tabletten (Natriumhydrogencarbonat) mit Wasser ein. Das kann Säuren neutralisieren. Nehmen Sie außerdem über zwei bis drei Monate »Neukönigsförder Mineraltabletten«, ein Mineralstoffpräparat, das in der Apotheke erhältlich ist. Das Präparat enthält die basenbildenden Mineralstoffe Kalium, Mangan und Zink sowie Phosphate, die Säuren abpuffern. So können Sie langfristig etwas gegen überschüssige Säuren im Körper tun.

sers). Messen Sie mit einem pH-Messstäbchen den pH-Wert, bevor Sie ins Wasser steigen, und schütten Sie so lange Natronpulver zu, bis das Wasser basisch genug ist.

Die Badedauer sollte mindestens 15 Minuten und die Badetemperatur etwa 37 °C betragen; wichtig ist jedoch nicht die genaue Temperatur, sondern dass Sie die Wärme als angenehm empfinden. Um die Säureausscheidung anzukurbeln, sollten Sie den Körper bei einem Vollbad mehrmals mit einer Bürste zur Körpermitte hin massieren. Bewegen Sie ab und zu die Beine und Arme; das unterstützt den Ausscheidungsprozess ebenfalls. Nach dem Bad sollten Sie sich gründlich mit klarem Wasser abduschen und anschließend etwas ruhen.

> Ideal ist, das Basenbad auch begleitend zum Abnehmen zweimal wöchentlich anzuwenden, bis Sie Ihr Wunschgewicht erreicht haben (in der Regel zwei bis drei Monate lang).

Anregende und entlastende Bäder
Voll- und Teilbäder (zum Beispiel Fußbäder) sind allgemein gut geeignet, den Stoffwechsel auf Touren zu bringen und den Körper beim Abnehmen zu unterstützen.

Vollbäder
Beim Vollbad wird der ganze Körper bis zum Hals in Wasser getaucht. Vollbäder fördern die körperliche Beweglichkeit, die Entspannung der Muskeln, den Austausch des Blutes über die Lungen, die Filtrationsrate in den Nierenkanälchen und die Harnausscheidung, während gleichzeitig der Sauerstoffverbrauch sinkt.

Heiße Bäder stimulieren das Hormonsystem (Hormonproduktion); sie regen den Kreislauf an und wirken schweißtreibend. Wird die Haut erhitzt, dehnen sich die unter der Haut gelegenen Arterien aus, das Blut fließt langsamer, während mehr Blut die äußeren Hautbereiche durchfließt; die Haut rötet sich. Nach einiger Zeit beginnt der Körper zu schwitzen. Beginnen Sie mit einer Temperatur von 38 °C und steigern Sie die Wärme so weit, wie Sie es vertragen, indem Sie warmes Wasser zufließen lassen. Die Badedauer beträgt drei bis maximal zehn Minuten. Je heißer das Bad, desto kürzer die Badedauer; zu lange Bäder belasten den Kreislauf. Nach dem Bad waschen Sie sich kühl ab.

> Nehmen Sie zweimal wöchentlich ein Bad. Wichtig: Herz-Kreislauf-Kranke sollten mit ihrem Arzt oder Heilpraktiker sprechen, ob das Bad für sie geeignet ist. Bei Schwäche, Erkältungs- und Infektionskrankheiten bitte kein Bad nehmen.

Ansteigende Fußbäder

Fußbäder, bei denen im Laufe der Badedauer die Temperatur allmählich ansteigt, sind das beste Kreislauftraining; gleichzeitig wird die Funktion aller Organe, die am Stoffwechselprozess und damit am Abnehmen beteiligt sind, angeregt. Das Ansteigen der Temperatur bewirkt eine erhöhte Blutzirkulation bis in die kleinsten Gefäße, das regt den Stoffwechsel an. Für das Fußbad brauchen Sie entweder eine spezielle Fußbadewanne, in der sich die Temperatur automatisch erhöht (Bezugsadresse siehe Seite 124), oder eine große Schüssel, in der Ihre Füße bequem nebeneinander stehen können, und dazu eine Kanne, um heißes Wasser nachzugießen.

Füllen Sie die Schüssel mit 34 °C warmem Wasser, sodass es bis kurz oberhalb Ihrer Knöchel reicht, und stellen Sie die Füße hinein. Nun müssen Sie 15 bis 20 Minuten lang immer wieder eine Tasse Wasser entnehmen und eine Tasse heißes Wasser zugeben. Überprüfen Sie die Wassertemperatur mithilfe eines Badethermometers – sie muss pro Minute um etwa 0,5 °C bis maximal auf 45 °C ansteigen. Steigern Sie die Temperatur nur so lange, wie es erträglich ist. Nach dem Bad sollten Sie die Füße abfrottieren, zur Hautpflege entweder die Salbe Nr. 1 Calcium fluoratum oder die Salbe Nr. 11 Silicea auftragen und etwas nachruhen.

> Führen Sie das Bad über drei Wochen durch – fünf Tage lang einmal täglich, nach zwei Tagen Pause von vorn beginnen.

TIPP

Die beiden Schüßler-Salze Nr. 9 Natrium phosphoricum D6 und Nr. 10 Natrium sulfuricum D6 fördern die Säureausscheidung während des Badens zusätzlich. Lutschen Sie immer wieder eine Tablette, solange Sie im Bad sitzen.

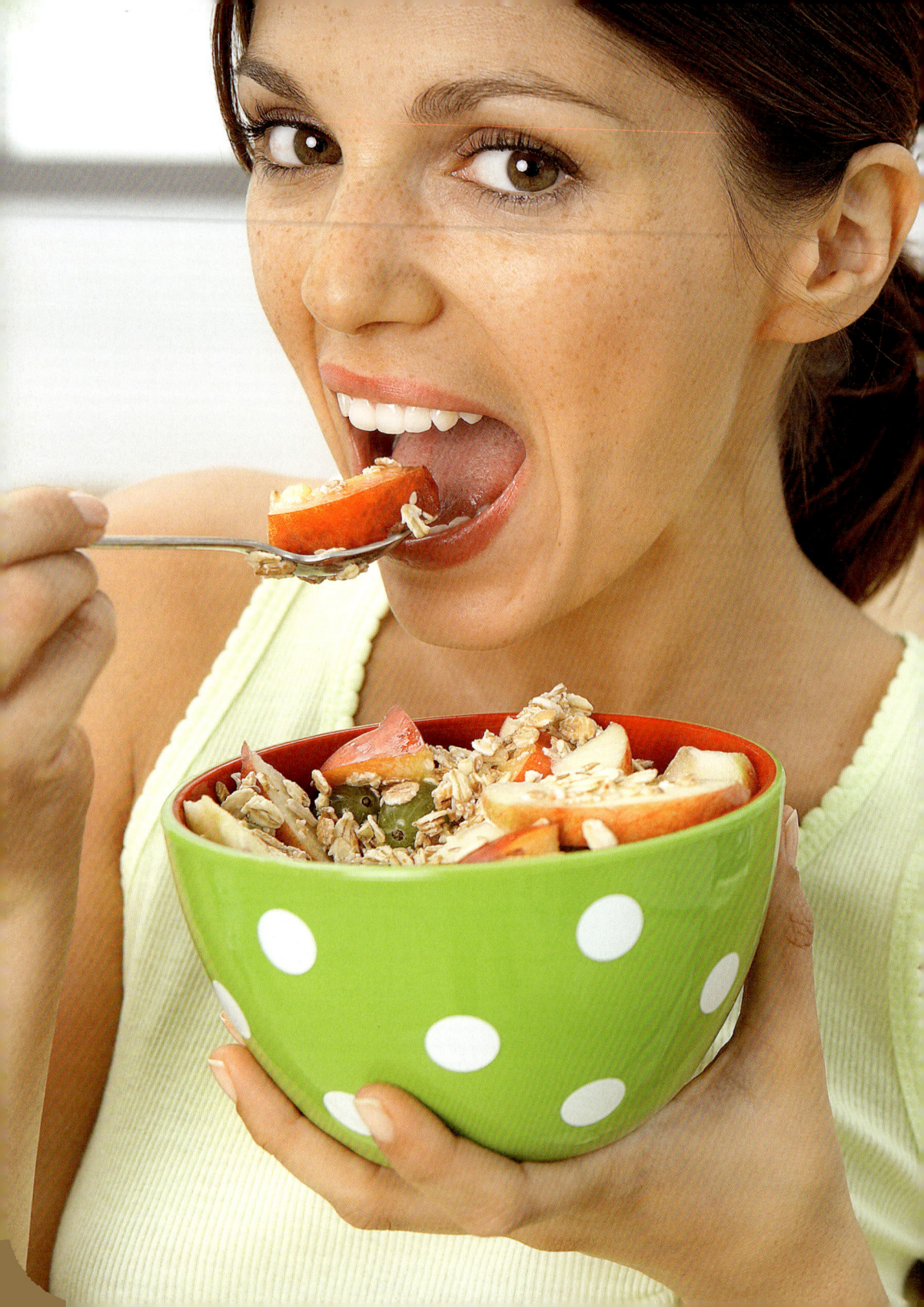

ERNÄHREN SIE SICH TYPGERECHT

Hier erfahren Sie, wie der Stoffwechsel auf verschiedene Nahrungsmittel reagiert und wie Sie mit passender Kost und Schüßler-Kuren darauf Einfluss nehmen können.

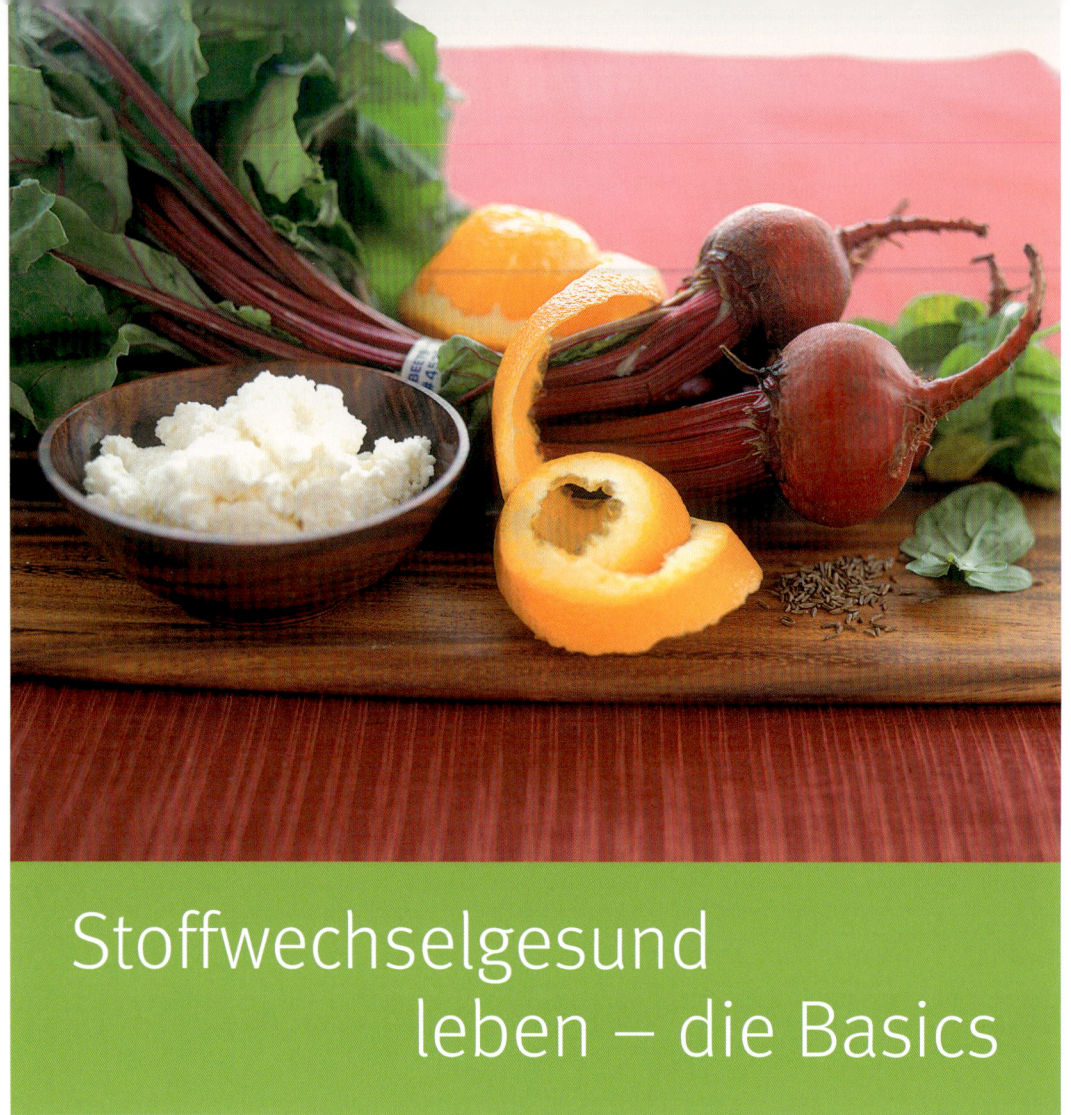

Stoffwechselgesund leben – die Basics

Wenn Sie Ihre Ernährung umstellen, um abzunehmen, ist das ein Eingriff in den Stoffwechsel, den Ihr Körper bemerkt. Gehen Sie deshalb behutsam vor und lassen Sie ihm genügend Zeit. Beginnen Sie zunächst damit, Ihren Körper Schritt für Schritt zu entsäuern und zu entgiften (siehe ab Seite 40). Allmählich kann dann auch Ihr neuer Ernährungsplan Konturen annehmen, wobei es lohnenswert ist, sich als Erstes über die Grundlagen gesunder und ausgewogener Ernährung zu informieren.

Wie viel Eiweiß braucht der Körper?

Eiweiß oder Protein ist in sehr vielen Lebensmitteln enthalten: in tierischen wie Milch, Milchprodukten, Fleisch und Fisch sowie in pflanzlichen wie Getreide, Hülsenfrüchten, Kartoffeln, Nüssen und Samen. Die Aufgaben von Eiweiß im menschlichen Organismus sind vielfältig. Als Strukturprotein bestimmt es den Bauplan der menschlichen Zelle und somit den gesamten Körperaufbau. Proteine sind auch die Grundbausteine der Muskelfasern. Als Enzyme übernehmen Proteine verschiedene Funktionen, ohne die die meisten Stoffwechselvorgänge in den Zellen nicht ablaufen könnten. Eiweiß ist auch als Energiequelle sehr wichtig.

Jedes Eiweiß setzt sich aus verschiedenen Bausteinen, den Aminosäuren, zusammen. Es gibt 20 Aminosäuren, die beliebig kombiniert werden können. Dadurch hat jede Eiweißart ihre spezifische und charakteristische Eigenschaft. Aminosäuren werden nach ihrer Entbehrlichkeit eingeteilt: Entbehrliche Aminosäuren kann der Körper selbst bilden, unentbehrliche (essenzielle) Aminosäuren können nicht selbst hergestellt werden und müssen daher Bestandteil der Nahrung sein. Nur durch eine sinnvolle Kombination von tierischem und pflanzlichem Eiweiß kann der Körper alle Aminosäuren aufnehmen, die er braucht.

WERTVOLLE EIWEISSLIEFERANTEN

Einige Aminosäuren können besser, andere weniger gut als Bausteine für Eiweiße verwendet werden. Dabei gibt die biologische Wertigkeit eines Lebensmittels die Qualität des Nahrungseiweißes an, das heißt, wie viel Körpereiweiß aus 100 Gramm Nahrungseiweiß gebildet werden können. Je nachdem, wie ähnlich das Nahrungseiweiß dem körpereigenen Eiweiß ist, liegt die biologische Wertigkeit zwischen 0 und 100. Für die Bestimmung wurde das Vollei als Referenzlebensmittel mit einer Wertigkeit von 100 festgelegt. Je höher die biologische Wertigkeit, umso wertvoller ist ein Eiweiß. Die Kombination von pflanzlichem und tierischem Eiweiß erhöht die biologische Wertigkeit, da hier mehr verwertbare Aminosäuren zur Verfügung stehen und kann so einen Wert von über 100 erreichen. Das gilt etwa für die Kombinationen von Mais und Bohnen, Eiern und Milch, Kartoffeln und Ei sowie eiweißreichem Getreide und Milch.

ESSEN – WIE OFT UND WIE VIEL?

Je nach Typ gibt es Menschen, denen zwei bis drei Mahlzeiten am Tag genügen, andere brauchen unbedingt noch Zwischenmahlzeiten. Doch oft essen wir nur zu festen Zeiten, weil wir es so gewohnt sind, und nicht, weil wir wirklich Hunger haben. Machen Sie sich bewusst, dass Ihnen Ihr Körper Hungergefühle signalisiert, und lernen Sie, auf ihn zu hören – auch bei der Größe der Portionen. Schon damit können Sie überflüssige Kalorien einsparen. Noch wichtiger ist, dass Sie sich entsprechend Ihrem Stoffwechseltyp ernähren – bei den Hauptmahlzeiten ebenso wie bei den Zwischenmahlzeiten. Nur so werden Sie anhaltend satt, was das Abnehmen erleichtert, und sind leistungsfähig.

Wie viel Eiweiß täglich aufgenommen werden soll, ist nach wie vor wissenschaftlich umstritten. Im Durchschnitt wird ein täglicher Bedarf von ca. 0,8 g Eiweiß pro Kilogramm Körpergewicht angegeben. Das entspricht – bei einer 60 Kilogramm schweren Person – 48 Gramm pro Tag. Es kommt jedoch auch auf den Stoffwechseltyp an: Gehören Sie zum Low-Carb-Typ, werden Sie mehr Eiweiß als die anderen Typen benötigen und sollten daher zu jeder Mahlzeit Eiweiß essen. Allgemein empfehlenswert ist es, pflanzliche und tierische Eiweißquellen zu kombinieren und magere Eiweißprodukte wie Geflügel, Fisch und magere Milchprodukte zu bevorzugen. Für Vegetarier sind besonders Hülsenfrüchte, Sojaprodukte und Vollkornprodukte zu empfehlen.

NÜTZLICHE BALLASTSTOFFE

Ballaststoffe in kohlenhydratreicher Nahrung sind in mehrfacher Hinsicht wertvoll: Sie haben nicht nur eine blutzuckerregulierende Wirkung, sondern sorgen auch für ein langes Sättigungsgefühl. Sie enthalten zudem kaum Kalorien, sorgen für eine optimale Verdauung und können sogar kleine Mengen an Fett binden.

Welche Kohlenhydrate sind die richtigen?

Die Wirkung der Kohlenhydrate auf den Stoffwechsel ist individuell unterschiedlich. Manche Menschen können große Mengen an Kohlenhydraten optimal verstoffwechseln und fühlen sich erst dadurch richtig leistungsfähig, andere reagieren auf kohlenhydratreiche Mahlzeiten sofort mit einer Gewichtszunahme. Grundsätzlich gilt, dass Kohlenhydrate schnelle Energielieferanten sind. Allerdings sollte man wissen: Einfache Kohlenhydrate aus Zucker oder Stärke sind für keinen Stoffwechseltyp ideal. Zu finden sind sie hauptsächlich in Weißmehlprodukten wie weißem Reis, Weißbrot, Süßigkeiten, Kuchen und Gebäck sowie in Haushaltszucker. Sie lassen den Blutzucker schnell in die Höhe schießen, was zu einer erhöhten Insulinausschüttung führt und meist in Heißhungerattacken endet.

Wollen Sie Ihren Blutzuckerspiegel günstig beeinflussen, greifen Sie auf gute Kohlenhydrate mit hohem Anteil an Ballaststoffen zurück. Das sind weitestgehend unverdauliche Nahrungsbestandteile, die vor allem in Vollkornprodukten, Obst, Gemüse, Salat und Hülsenfrüchten zu finden sind. Lösliche Ballaststoffe sind sehr wertvoll, denn sie können die Aufnahme von Kohlenhydraten ins Blut verlangsamen. Dadurch steigt der Blutzuckerspiegel weniger stark an und weniger Insulin wird ausgeschüttet, das heißt, es entstehen keine Blutzuckerspitzen.

Frische Kost – reich an Vitalstoffen

Frische Nahrungsmittel wie Obst, Gemüse und Salate liefern ein Paket an Vitalstoffen, die wichtige Stoffwechselfunktionen im Körper am Laufen halten. Sie sind eine natürliche Ergänzung zu den Schüßler-Salzen. Die Vitamine, Mineralstoffe und sekundären Pflanzenstoffe (vor allem Farb-, Geruchs- und Geschmacksstoffe) sind Multitalente, denn sie stärken das Immunsystem, schützen die Zellen, regulieren Blutdruck, Cholesterin und Blutzucker und leisten einen Beitrag zum Schutz vor Krebs und Herz-Kreislauf-Erkrankungen. Durch eine ausgewogene Ernährung mit Obst und Gemüse können Sie Ihren Stoffwechsel unterstützen und sorgen mit Vitaminen und Mineralstoffen (wie Vitamin C und Magnesium) für eine optimale Fettverbrennung. Zudem sorgen Obst und Gemüse bei wenig Kalorien dank ihrer vielen Ballaststoffe für ein lang anhaltendes Sättigungsgefühl.

B-VITAMINE

Vor allem die B-Vitamine sind stoffwechselaktivierend, denn sie sind wichtige Regulatoren im Kohlenhydrat-, Fett- und Eiweißstoffwechsel. Der Vitamin-B-Komplex umfasst die Vitamine B_1, B_2, B_6, B_{12}, Niacin, Panthothensäure, Folsäure und Biotin. Als Vitamin-B-reich gelten Obst- und Gemüsesorten wie Avocados, Bananen, Kartoffeln, Paprika und Spargel, außerdem Nüsse, Paranüsse, Linsen und Getreideerzeugnisse, vor allem Vollkornprodukte, sowie Fleisch und Innereien. Vitamin B_{12} kommt nur in tierischen Produkten vor, vor allem in Leber, Milch, Käse und Eiern.

Betakarotin wirkt als Radikalfänger, schützt so die Haut vor zu vielen UV-Strahlen und regt den Stoffwechsel an. Es ist vor allem in Aprikosen, Brokkoli, Feldsalat, Kürbis, Grünkohl, Löwenzahn, Mango und Spinat enthalten.

B-Vitamine spielen eine Schlüsselrolle im zentralen Nervensystem, bei der Verstoffwechselung von Kohlenhydraten, Fetten und Eiweißen und der Energieproduktion. Ein Mangel an B_6, B_{12}, Folsäure, Thiamin und Niacin führt zu Müdigkeit und Abgeschlagenheit. Essen Sie Brokkoli, Eier, Fisch, Geflügel, Melone, Spargel, Spinat; auch Soja enthält alle B-Vitamine (außer B_{12}).

Chrom hält den Blutzuckerspiegel mithilfe von Insulin stabil. Es kommt hauptsächlich in Ei, Fleisch und Leber, aber auch in Haferflocken, Kakao, Kopfsalat, Pilzen und Tomaten vor.

Flavonoide sind Pflanzenfarbstoffe, die positive Effekte anderer Bioaktivstoffe und Vitamine potenzieren und sich dadurch doppelt günstig auf den Stoffwechsel auswirken. Flavonoide sind in Äpfeln, Aprikosen, Auberginen, Kirschen, Pfirsichen, Pflaumen, Radieschen, Paprika, Rotkohl, roten Salaten, Traubensaft, Zitrusfrüchten und Zwiebeln zu finden.

Jod unterstützt den Stoffwechsel und fördert so die Fettverbrennung. Es ist besonders in Brokkoli, Feldsalat, Garnelen, Kabeljau, Käse und Schellfisch enthalten.

Kalzium aktiviert den Stoffwechsel und heizt die Verdauungsenzyme an. Es ist außerdem wichtig für Muskeln und Knochen. Kalzium ist vor allem in Milch und Milchprodukten, Brokkoli, Fenchel und Lauch enthalten.

Magnesium ist unentbehrlich für den Energiestoffwechsel, für Zellaufbau und Muskeltätigkeit. Es kommt in Beerenobst, Bananen, Cashewnüssen, Linsen, Mandeln, Spinat und Vollkorngetreide vor.

Selen unterstützt den Zellaufbau und das Immunsystem und sorgt so für einen ausgeglichenen Stoffwechsel. Es kommt in Eiern, Fisch, Fleisch, Linsen und Spargel vor.

Silizium ist gut für das Bindegewebe, für Haut, Haare und Nägel. Es ist in Getreide wie Hafer, Roggen oder Hirse sowie in Bananen und Petersilie enthalten.

Zink unterstützt den Stoffwechsel und das Immunsystem und reguliert die Zellteilung. Es ist in Eiern, Fisch, Käse, Rind- und Schweinefleisch enthalten.

Ohne Fett geht's nicht

Fett ist nicht generell ein Dickmacher, auch wenn der Energiegehalt von Fetten fast doppelt so hoch ist wie der von Eiweiß und Kohlenhydraten. Es hilft auch nicht, Fett komplett vom Speiseplan zu streichen oder jedes Gramm Fett zu zählen. Denn der Körper braucht Fett, da es lebenswichtige Vitamine und Fettsäuren enthält.

Entscheidend für alle Stoffwechseltypen ist die Qualität der verwendeten Fette. Ziehen Sie pflanzliche Öle den tierischen Fetten vor, denn sie enthalten viele ungesättigte Fettsäuren und begünstigen damit das Abnehmen.

> Einfach ungesättigte Fettsäuren kommen unter anderem in Olivenöl und Rapsöl, Nüssen und Avocados vor. Sie können auch vom Körper selbst hergestellt werden und können den Cholesterinspiegel senken. Außerdem braucht der Körper sie für den Stoffwechsel und die Elastizität seiner Zellmembranen. Nicht zuletzt regen die Fettsäuren die Thermogenese (siehe Seite 21) an.

> Mehrfach ungesättigte Fettsäuren kann der menschliche Körper nicht selbst herstellen, das heißt, sie sind lebensnotwendig und müssen über die Nahrung zugeführt werden. Als Bestandteil von Zellwänden sind sie wichtig für Nervenzellen und schützen außerdem vor Herz-Kreislauf-Erkrankungen.

TIPP

Pflanzliche Öle haben unterschiedliche Fettsäuremuster, das heißt, die Zusammensetzung der Fettsäuren variiert. Verwenden Sie daher mehrere Öle: zum Beispiel Raps-, Oliven- und Sonnenblumenöl zum Braten sowie Traubenkern-, Distel- und Haselnussöl für Salate.

MEHRFACH UNGESÄTTIGTE FETTSÄUREN

Die wichtigsten Vertreter der mehrfach ungesättigten Fettsäuren sind die Omega-3- und Omega-6-Fettsäuren. Ideal ist ein Verhältnis von 1:5. Zu finden sind Omega-3-Fettsäuren vor allem in fetten Fischen wie Hering, Lachs oder Makrele sowie in Leinöl. Omega-3-Fettsäuren blockieren die Enzyme, die am Fettaufbau beteiligt sind, und steigern so den Fettabbau, da die Insulinausschüttung in Schach gehalten wird. Ein hoher Anteil an Omega-6-Fettsäuren ist vor allem in Distelöl, Kürbiskernöl, Traubenkernöl und Sonnenblumenöl zu finden.

> Problematisch sind die gesättigten Fettsäuren, die vor allem in tierischen Lebensmitteln zu finden sind, wie in fetten Fleisch- und Wurstwaren, Butter, fetter Milch und Milchprodukten, sowie fetten Käsesorten und Sahne. Wer abnehmen möchte, sollte nicht verstärkt auf diese Nahrungsmittel zurückgreifen. Denn sie wandern bei übermäßigem Genuss als Fettspeicher direkt auf die Hüften. Gesättigte Fettsäuren erhöhen außerdem den Cholesterinspiegel. Sie verstecken sich oft in Fertigprodukten, Süßigkeiten und salzigen Snacks. Der Körper kann sie im Übrigen leicht selbst herstellen. Positiver Nebeneffekt: Dadurch steigt der Energieverbrauch, das heißt, es werden mehr Kalorien verbraucht.

Trinken Sie ausreichend

Der menschliche Organismus besteht zu zwei Dritteln (50 bis 60 Prozent) aus Wasser. Ohne Wasser kann der Mensch nur wenige Tage überleben. Nicht nur deshalb ist ein optimaler Wasserhaushalt wichtig. Im Wasser sind auch viele lebenswichtige Mineralsalze gelöst, die Stoffwechselprozesse in Gang setzen und somit den Körper mit Energie versorgen. Außerdem fungiert das Wasser im Körper als Transportmittel. Denn beim Abbau von Fettpolstern fallen täglich Abfallprodukte an, die nur mithilfe einer ausreichenden Flüssigkeitszufuhr aus dem Körper geschleust werden können. Täglich werden dabei über Nieren, Darm, Haut und Lunge etwa

GU-ERFOLGSTIPP   SCHARFE GEWÜRZE LASSEN FETT SCHMELZEN

Scharfe Gewürze wie Chili oder Ingwer helfen beim Abnehmen. Denn sie kurbeln die inneren Verbrennungsmotoren an, das heißt den Energieverbrauch, der bei der Verdauung entsteht und zur Wärmebildung benötigt wird. Die scharfen Gewürze veranlassen das vegetative Nervensystem, Hormone wie Adrenalin und Noradrenalin auszuschütten, die die Fettverbrennung in Gang setzen. Das lässt überschüssiges Fett wegschmelzen. Positiver Nebeneffekt: Scharfes Essen kann auch glücklich und zufrieden machen. Denn die Schärfe wird eigentlich als Schmerz empfunden, auf den der Körper mit der Ausschüttung von Endorphinen (Schmerz- und Glückshormonen) reagiert.

WEINESSIG REGT DEN STOFFWECHSEL AN

Japanische Forscher haben festgestellt, dass hochwertiger Essig fünfmal so viele Aminosäuren enthält wie ein industrielles Produkt. Das macht guten Weinessig (Herba acetum, Bezugsadresse siehe Seite 124) zum idealen Nahrungsergänzungsmittel. Weinessig eignet sich für alle drei Stoffwechseltypen, denn er kurbelt den Stoffwechsel an, fördert die Verdauung, unterstützt den Abbau von Fetten, Kohlenhydraten und Eiweißen und verbessert die Fließeigenschaften des Blutes. Er kann sogar Heißhunger auf Süßes mindern, was vermutlich mit einer effizienteren Nahrungsverwertung zusammenhängt.

> Trinken Sie morgens vor dem Frühstück ein Schnapsgläschen Essig mit einem Glas Wasser verdünnt.

zwei bis zweieinhalb Liter Wasser ausgeschieden. Verlust und Zufuhr von Wasser sollten sich die Waage halten, damit der Körper alle seine Funktionen erfüllen kann und der Stoffwechsel aktiv bleibt. In der Regel sollten Sie täglich mindestens eineinhalb bis zwei Liter Flüssigkeit trinken. Den Rest seines Flüssigkeitsbedarfs kann der Körper durch Wasser aus der festen Nahrung decken. Ein idealer Durstlöscher ist Wasser, denn es versorgt uns mit wichtigen Mineralstoffen und Spurenelementen und hat keine Kalorien. Wählen Sie zwischen Leitungswasser von hoher Qualität und kohlensäurefreiem Mineralwasser oder Quellwasser. Trinken Sie eine halbe Stunde vor dem Essen einen halben Liter Wasser. Das füllt den Magen und dämpft den Hunger. Trinken Sie zu den Mahlzeiten nicht zu viel, maximal einen Drittelliter, da sonst der Speisebrei zu stark verdünnt und der Verdauungsvorgang beeinträchtigt wird. Schmeckt Ihnen Wasser allein zu fad, pressen Sie etwas frische Zitrone dazu. Durch das Vitamin C in der Zitrone wird zusätzlich die Fettverbrennung gefördert.

Auch ungesüßte Kräutertees wie Lapachotee sorgen für einen ausgeglichenen Flüssigkeitshaushalt. Vermeiden Sie zuckerhaltige Getränke wie Limonaden und mischen Sie Fruchtsäfte immer

TIPP

Yogi-Tee aus dem Naturkostladen, der aus getrockneten Samen, Wurzeln und Rinden (wie Nelken, Zimt, schwarzer Pfeffer, Ingwer und Kardamom) besteht, regt die Verdauung an. Fett wird rasch in Energie umgewandelt und hat so keine Chance anzusetzen. Die Gewürze fördern auch die Entgiftung.

mit Wasser mindestens im Verhältnis 1:2, denn auch pure Säfte enthalten viel Zucker.

Enzyme für den Stoffwechsel

Damit unser Körper Eiweiße, Kohlenhydrate und Fette verdauen kann, benötigt er Enzyme. Enzyme sind Eiweißmoleküle, die als Katalysatoren chemische Prozesse beschleunigen. Ohne Enzyme funktioniert in unserem Körper überhaupt nichts, auch nicht der Stoffwechsel. Unser Körper produziert alle wichtigen Enzyme selbst, zum Beispiel in der Bauchspeicheldrüse. Dort werden Lipasen (sie sind für die Fettverdauung wichtig) und Amylasen (für die Verdauung von Kohlenhydraten) produziert. Peptidasen (auch Proteasen genannt) helfen bei der Eiweißverdauung – sie werden als proteolytische Enzyme bezeichnet.

Welche Enzyme bewirken was?

Ist die Verdauung von Fetten, Eiweißen oder Kohlenhydraten erschwert oder typabhängig verlangsamt, können Enzyme in Tablettenform zugeführt werden, um Stoffwechselprozesse zu beschleunigen. Sinnvoll ist dies zum Beispiel, wenn Sie als Low-Carb-Typ oder Low-Protein-Typ zu einem Essen eingeladen sind und wissen, dass Ihnen die Verdauung danach Probleme bereitet. In solchen Fällen können Sie während der Mahlzeit (nicht davor und nicht danach!) Enzyme einnehmen. Das Problem wird so durch den Enzymschub von außen ausgeräumt. Bei älteren Menschen können von außen zugeführte Enzyme besonders wichtig sein. Denn ab dem 40. Lebensjahr nimmt der Enzymspiegel im Blut langsam ab. Die Folge sind typische Altersbeschwerden wie Verdauungsstörungen, Kreislaufschwäche oder schlecht heilende Wunden.

> **Peptidasen (Proteasen)** – sie zählen zur Gruppe der proteolytischen Enzyme – kommen überall im Körper vor, sowohl innerhalb als auch außerhalb der Zellen. Zu ihnen zählen zum Beispiel Trypsin und Pepsin, aber auch Papain und Bromelain – diese beiden Enzyme stammen aus der Papayafrucht und der Ananas. Peptidasen fördern die Eiweißverdauung, indem sie Proteine spalten und für den Körper verfügbar machen.

WAHRE MULTITALENTE
Enzyme besitzen noch viele andere hervorragende Eigenschaften – zum Beispiel beschleunigen sie die Heilung von Entzündungen im Körper oder tragen dazu bei, dass Stoffwechselschlacken schneller beseitigt werden. Sie stärken außerdem das Immunsystem, schützen vor Kreislauferkrankungen und Allergien.

> **Amylasen** sind Enzyme, die von der Bauchspeicheldrüse gebildet werden. Ihre Wirkung besteht darin, dass sie Polysaccharide, wie zum Beispiel Stärke, in ihre Einzelbestandteile spalten und abbauen. Sie sind also wichtig für die Kohlenhydratverdauung.
> **Lipasen** sind Enzyme, die Fette umwandeln und abbauen, sodass sie für den Organismus verwertbar sind. Im Dünndarm werden sie durch Gallensäuren gebunden; dadurch bilden sich fein verteilte Fetttröpfchen. Durch die Lipasen werden die Neutralfette (das Nahrungsfett besteht zu rund 98 Prozent aus Neutralfett) zu Fettsäuren und Glycerin gespalten. Wie die anderen Enzyme kommen Lipasen natürlich im Körper vor, können aber auch als Medikament zugeführt werden – zum Beispiel bei Fettverdauungsstörungen.

TIPP: Geeignete Enzym-Präparate

Peptidasen (Proteasen), Amylasen und Lipasen sind in Multi- und Kombi-Enzym-Präparaten enthalten und in Apotheken erhältlich – einzunehmen nach Packungsanleitung. Pflanzliche Produkte sind den tierischen oft überlegen, da diese empfindlicher sind und durch die Magensäure zerstört werden können. Nehmen Sie daher bei Mahlzeiten, die für Ihren Typ nicht verträglich sind (sich aber nicht vermeiden lassen), eine pflanzliche Enzymmischung zum Essen ein.

Verbessern Sie Ihre Stoffwechselrate

Wie schnell Sie Kalorien verbrennen und damit an Gewicht verlieren, hängt von der Stoffwechselrate ab. Eine hohe Stoffwechselrate erhöht den Umfang an Kalorien und Energie, die der Körper täglich verbraucht. Arbeitet der Stoffwechsel nicht optimal, speichert der Körper überschüssige Kalorien als Fett für späteren Bedarf. Da viele Menschen ihre überschüssigen Kalorien nicht verbrauchen, kämpfen sie mit Gewichtsproblemen.

Es gibt verschiedene Faktoren, die den Stoffwechsel beeinflussen, wie zum Beispiel Alter, Gewicht, Hormone, Muskelmasse, genetische Faktoren, Stress und sportliche Aktivität. Sie können Ihre Stoffwechselrate auf zweierlei Weise entscheidend beeinflussen: Zum einen, indem Sie sich typgerecht ernähren, zum anderen, indem Sie Sport treiben. Denn die Muskelmasse, die Sie aufbauen, erhöht Ihren Grundumsatz (siehe Seite 18). Auch die Tipps auf den folgenden Seiten können Sie dabei unterstützen, Ihre Stoffwechselrate zu optimieren.

Die zehn besten Stoffwechsel-Turbos

Den Stoffwechsel auf Touren zu bringen ist gar nicht so schwer. Beherzigen Sie einfach die folgenden Tipps – sie lassen sich ohne großen Aufwand im Alltag umsetzen.

Schüßler-Salze: Nr. 3 Ferrum phosphoricum D12 fördert die Verdauung von Kohlenhydraten und regt zusammen mit der Nr. 17 Manganum sulfuricum die Thermogenese an. Die Nr. 4, Kalium chloratum D6, fördert den Eiweißstoffwechsel. Kalium sulfuricum D6, die Nr. 6, regt die Entgiftungstätigkeit der Leber an und unterstützt die Thermogenese. Die Nr. 9, Natrium phosphoricum D6, fördert die Fettverdauung und die Bauchspeichelbildung. Außerdem reguliert es den Säure-Basen-Haushalt.

Nicht hungern: Beginnen Sie morgens mit einem Frühstück, es reicht, wenn Sie ein Stück Obst essen. Verzehren Sie pro Tag nicht weniger als 1200 Kilokalorien. Fehlen dem Körper Nährstoffe, fällt er in einen Hungermodus und verringert seinen Stoffwechsel. Er schaltet auf Sparflamme – und das Fett bleibt auf den Hüften.

TIPP
Heißhunger auf Süßes wird durch Zimt gebremst. Geben Sie einfach eine Prise in den Kaffee oder Tee. Das hilft auch, den Blutzuckerspiegel, die Blutfettwerte und das schädliche LDL-Cholesterin zu senken.

Regelmäßige Mahlzeiten. Je hungriger Sie sind, desto weniger Kontrolle haben Sie darüber, was und wie viel sie essen. Planen Sie daher regelmäßige Mahlzeiten ein. Typgerechte Nahrungsmittel versorgen Sie langfristig mit Energie, die Blutzuckerkurve bleibt stabil. Das hält Sie lange satt, Heißhungerattacken wird vorgebeugt und die Fettverbrennung läuft optimal.

Scharfe Gewürze: Das Capsaicin in Chilischoten regt die Wärmebildung (Thermogenese) an und verbessert so die Stoffwechselrate. Auch Cayennepfeffer, Pfeffer und Meerrettich helfen.

Verdauung ankurbeln: Auch die Schärfe von Ingwer kurbelt die Thermogenese und die Fettverbrennung an. Die ätherischen Öle im

Ingwer helfen außerdem, die Verdauung in Schwung zu bringen: Zwei bis drei Scheiben Ingwer in einer Tasse mit heißem Wasser übergießen und 5 Minuten ziehen lassen – fertig ist der Ingwertee.

Vitamin C: Der Fatburner ist vor allem in Zitronen, schwarzen Johannisbeeren und Kiwi zu finden. Aber auch in Gemüse wie Paprikaschoten, Sauerkraut und Petersilie. Vitamin C hilft, das Schlank-Hormon Noradrenalin zu bilden.

Antioxidanzien: Grüner Tee enthält viele Antioxidanzien, die den Stoffwechsel in Schwung bringen und vor freien Radikalen schützen. Außerdem stärkt grüner Tee das Immunsystem und entgiftet den Organismus. Nicht zuletzt enthält er wertvolle Spurenelemente wie Fluor, Zink und Vitamine.

Trinken! Trinken! Trinken! Wenn der Körper nicht genügend Wasser bekommt, übersäuert er und die Haut wirkt müde und fahl. Wer abnehmen möchte und seinen Stoffwechsel in Balance halten will, sollte daher viel trinken. Auch die Haut dankt es Ihnen mit einem frischen, prallen Erscheinungsbild.

Bewegung: Ohne Bewegung verlieren Sie keine Kalorien. Wenn Sie dagegen schon morgens ein paar Übungen machen, erhöhen Sie Ihre Stoffwechselrate. Nehmen Sie generell lieber die Treppen statt den Aufzug und steigen Sie für kürzere Strecken öfter mal aufs Fahrrad. Tipps für geeigneten Ausdauersport finden Sie auf Seite 122.

Moderates Muskeltraining: Bauen Sie zwei- bis dreimal die Woche Muskeln auf, das steigert den Grundumsatz und verbrennt vermehrt Kalorien. Am besten trainieren Sie abends, so kann der Körper über Nacht noch mehr Fett verbrennen. Tipps dazu finden Sie ab Seite 118.

TIPP

Trinken Sie möglichst drei Liter Flüssigkeit am Tag. Das bremst den Hunger und kurbelt den Stoffwechsel an. Gewöhnen Sie sich an, jede Stunde ein Glas ungesüßten Tee oder Wasser zu trinken. So kommen Sie spielend auf die Menge.

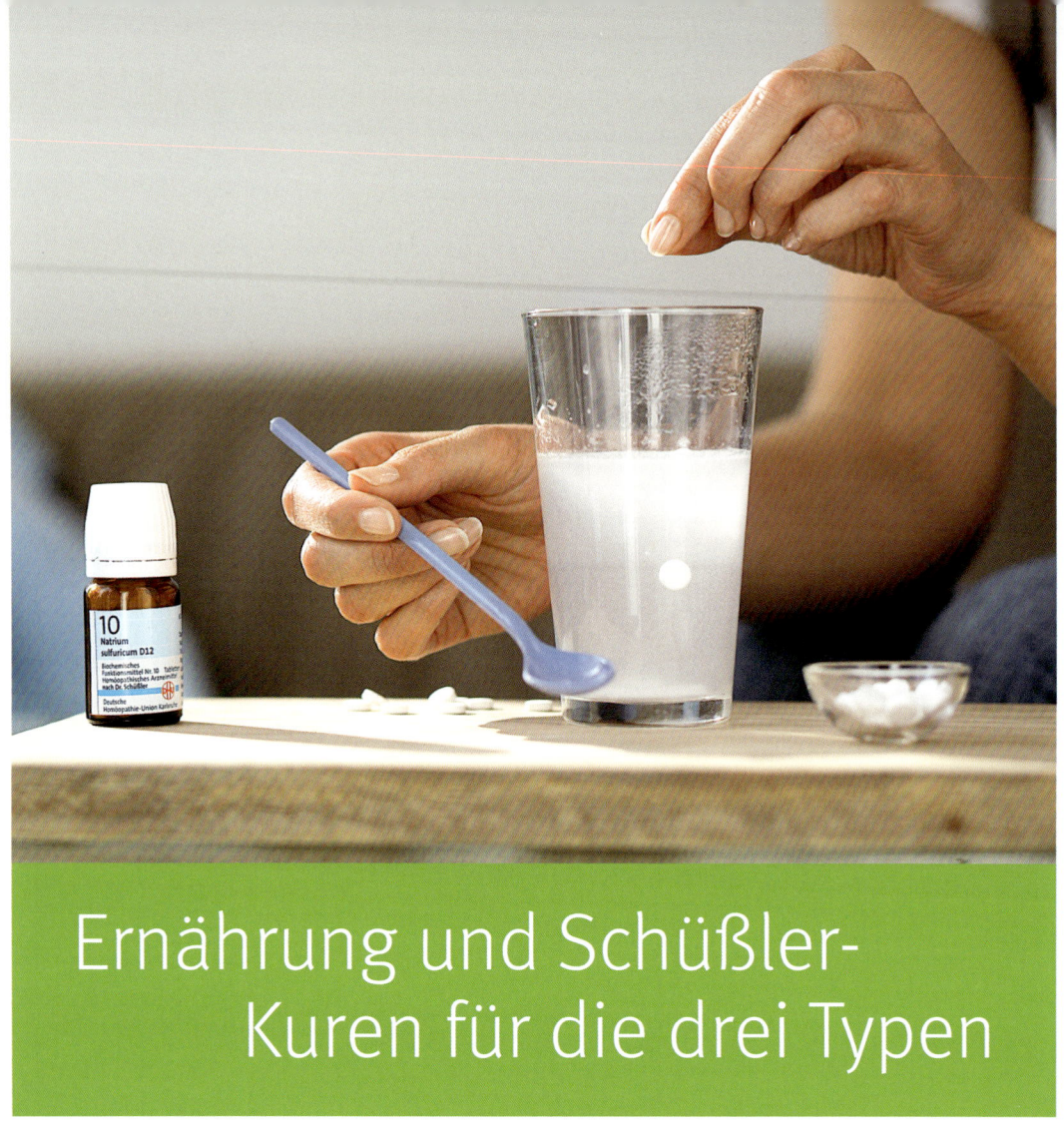

Ernährung und Schüßler-Kuren für die drei Typen

Für jeden Typ die passende Kost: In diesem Kapitel erfahren Sie, welche Ernährung Ihren Stoffwechseltyp unterstützt und welche Nahrungsmittel Sie bevorzugen sollten. Wir wollen Ihnen dabei keine exakten Nahrungsmengen vorgeben. Wichtig ist, dass Sie selbst ein Gefühl dafür entwickeln, welche Nahrungsmittel Ihnen in welcher Menge und Zusammenstellung guttun. Ergänzend können Sie Schüßler-Salze und weitere Begleitmaßnahmen anwenden, die genau auf Ihren Stoffwechseltyp zugeschnitten sind.

Das Programm für den Low-Carb-Typ

Wenn Sie anhand des Tests ab Seite 24 erfahren haben, dass Sie zum Low-Carb-Typ gehören, so bedeutet das, dass Sie Kohlenhydrate schlecht vertragen. Ihr Organismus braucht stattdessen eine höhere Eiweißzufuhr, verglichen mit den anderen Typen, sowie ausreichend gesunde Fette. Die optimale Ernährung für Ihren Typ sieht vor, dass Sie zu jeder Mahlzeit Eiweiß aus pflanzlichen beziehungsweise tierischen Quellen essen. Kombinieren Sie dieses am besten mit pflanzlichen Fetten aus Oliven- oder Rapsöl sowie Nüssen und Samen.

Vorsicht bei Kohlenhydraten: Ein Zuviel an Kohlenhydraten bringt einen raschen Anstieg des Blutzuckerspiegels mit sich. Darauf reagiert die Bauchspeicheldrüse mit der Ausschüttung einer erhöhten Menge an Insulin. Dies hat wiederum zur Folge, dass überschüssige Kohlenhydrate nicht in Energie umgewandelt, sondern im Fettgewebe eingelagert werden. So entsteht Übergewicht.

Der tägliche Speiseplan

> Die optimale Nährstoffzufuhr für Ihren Typ sollte generell aus etwa 40 Prozent Eiweiß, 30 Prozent Kohlenhydraten und 30 Prozent Fett bestehen. Eine Ausnahme bildet die erste Woche Ihrer Abnehmphase, in der Sie auf Kohlenhydrate ganz verzichten sollten (siehe Seite 88).

> Zu den Lebensmitteln, die Sie vorwiegend essen sollten, gehört daher eiweißreiche Nahrung wie Fleisch (vor allem Geflügel), Fisch und Meeresfrüchte, Milch und Milchprodukte, Sojaprodukte, Hülsenfrüchte und Eier. Hinzu kommen hochwertige pflanzliche Öle, Nüsse und Samen sowie reichlich Obst, Gemüse und Salate. Der Kohlenhydratanteil sollte hauptsächlich mit Vollkornprodukten wie Vollkornbrot, -reis oder -getreide gedeckt werden.

> Sehr zurückhalten sollten Sie sich dagegen bei einfachen Kohlenhydraten wie Zucker, Weißbrot, Weißmehl, Reis, Süßigkeiten, Kuchen, Fruchtsäften und Limonaden.

> Rezeptvorschläge zum Abnehmen finden Sie für Ihren Typ ab Seite 89.

WICHTIG

Als Low-Carb-Typ sollten Sie keine Mahlzeiten essen, die nur aus Kohlenhydraten bestehen, da Ihr Stoffwechsel zu stark darauf reagiert. Sie werden nicht satt und fühlen sich bald wieder hungrig. Kombinieren Sie Mahlzeiten, die viel Obst enthalten, mit Milchprodukten; aber auch pflanzliches Eiweiß aus Soja oder Nüssen ist ideal.

Die Schüßler-Kur

Für den Low-Carb-Typ ist es besonders wichtig, auf die Kohlenhydratverdauung einzugehen. Mit einer Schüßler-Kur (Schüßler-Salzen und zusätzlichen Anwendungen) verbessern Sie nicht nur Ihren Stoffwechsel, sondern auch Ihre Verdauungsleistung.

Schüßler-Salze

Nr. 2 Calcium phosphoricum D6 aktiviert die Bildung von Bauchspeicheldrüsen-Enzymen.

Nr. 3 Ferrum phosphoricum D12 verbessert den Energiestoffwechsel und die Verbrennung in der Zelle und regt die Thermogenese an. Außerdem verbessert es die Kohlenhydratverdauung.

Nr. 17 Manganum sulfuricum D6 verbessert die Kohlenhydratverdauung und den Kohlenhydratstoffwechsel und fördert ebenfalls die Thermogenese.

> Nehmen Sie von jedem Salz drei Tabletten über den Tag verteilt ein – bitte immer nur eine Tablette im Mund zergehen lassen. Alternativ können Sie sich mit der Tagesmenge der drei Salze einen Schüßler-Drink zubereiten: Von jedem Salz drei Tabletten in 200 bis 300 Milliliter heißem Wasser auflösen und in eine Flasche füllen. Bis zum Abend trinken Sie die Flasche leer – bitte immer nur einen Schluck nehmen und gut einspeicheln. Wichtig: Schütteln Sie die Flasche gut vor jedem Schluck. Führen Sie die Kur mit den genannten Salzen vier Wochen lang durch.

Teemischung

Für den Low-Carb-Typ ist ein Tee wichtig, der auf die Bauchspeicheldrüse einwirkt und die Kohlenhydratverdauung verbessert, denn hier liegt seine Schwachstelle. Lassen Sie sich in der Apotheke die folgenden Teekräuter mischen: 20 Gramm Löwenzahnwurzel, 20 Gramm Wegwartenwurzel, 20 Gramm Schafgarbenkraut, 20 Gramm Heidelbeerblätter, 20 Gramm Bohnenschalen. Geben Sie einen gehäuften Teelöffel der Mischung auf die Menge einer Tasse Wasser, kochen Sie den Aufguss kurz auf und lassen Sie ihn anschließend 15 Minuten ziehen.

> Trinken Sie täglich drei Tassen dieses Tees, möglichst ungesüßt.

BEGLEITMASSNAHMEN
Begleitend zu den Schüßler-Salzen helfen Ihnen verschiedene naturheilkundliche Maßnahmen beim Abnehmen. Suchen Sie sich eine oder zwei der hier vorgestellten Möglichkeiten aus, die Ihnen besonders zusagen. Beachten Sie jedoch, dass Sie mit der Schüßler-Kur erst beginnen, wenn Sie Ihr Entschlackungsprogramm (siehe ab Seite 44) beendet haben.

GU-ERFOLGSTIPP   MOMORDICA FÜR EINEN EFFEKTIVEN ZUCKERSTOFFWECHSEL

Alternativ zur Teemischung für den Low-Carb-Typ ist ein Tee aus Momordica charantia geeignet, einer tropischen Pflanze aus der Familie der Kürbisgewächse. Die Pflanze wird zu Deutsch als Balsambirne, Bittergurke oder Bittermelone bezeichnet. Sie unterstützt die Funktion der Bauchspeicheldrüse, da sie eine blutzuckersenkende Wirkung hat, reguliert den Blutdruck und normalisiert die Blutfette. Momordica-Tee bekommen Sie in Apotheken und Reformhäusern.
Bereiten Sie den Tee nach Packungsanleitung zu und trinken Sie ihn kurmäßig über vier bis sechs Wochen.

Basenbad

Ein Bad mit Basenpulverzusatz (siehe Seite 57), das über die Haut die Thermogenese anregt, ist für den Low-Carb-Typ besonders gut geeignet. Denn unser Organismus benötigt Basensalze, um daraus Bauchspeicheldrüsensekret herzustellen. Mit dem Basenbad wird dem Körper nicht nur Säure entzogen, sondern es werden gleichzeitig Basensalze über die Haut zugeführt. Dies wiederum kann die Bauchspeicheldrüse nutzen.

> Nehmen Sie während Ihrer vierwöchigen Schüßler-Kur zweimal wöchentlich ein Vollbad. Bei Herz-Kreislauf-Kranken raten wir eher zu Fußbädern; bitte fragen Sie auf jeden Fall Ihren Arzt oder Heilpraktiker.

Enzyme

Für den Low-Carb-Typ ist ein Enzympräparat mit Amylase (siehe Seite 71) wichtig, alternativ eine Enzymmischung, die Amylase enthält. Entsprechende Präparate erhalten Sie in der Apotheke. Verwenden Sie ein Enzympräparat jedoch nur, wenn Sie aufgrund einer Einladung oder eines Geschäftsessens Ihren Ernährungsplan nicht einhalten können. Enzyme eignen sich nicht für eine dauerhafte Anwendung, da sonst langfristig die eigene Enzymproduktion des Körpers geschwächt wird.

> Nehmen Sie ein entsprechendes Präparat (nur bei Bedarf) nach Packungsanleitung ein.

Frischpflanzensaft

Topinambursaft ist für den Low-Carb-Typ hervorragend geeignet. Der darin enthaltene Pflanzenwirkstoff Inulin unterstützt den Kohlenhydratstoffwechsel, fördert die Aufschlüsselung der Nahrung und entlastet die Bauchspeicheldrüse. Sie können den Saft in der Apotheke oder im Reformhaus kaufen.

> Nehmen Sie diesen Saft während Ihrer vierwöchigen Schüßler-Kur nach Packungsanleitung ein.

Pflanzliche Tropfen

Für die enzymproduzierende Funktion der Bauchspeicheldrüse sind alternativ auch pflanzliche Präparate (alkoholische Tropfen) geeignet, die Auszüge aus der Okoubaka-Pflanze enthalten; sie entlasten die Tätigkeit der Bauchspeicheldrüse. Auch diese sind in der Apotheke erhältlich.

> Nehmen Sie die Tropfen während Ihrer vierwöchigen Schüßler-Kur nach Packungsanleitung ein.

Nährstoffe

Vitamin C ist wichtig für einen funktionierenden Stoffwechsel. Hohe Mengen sind vor allem in Sanddornfrüchten, Papayafrüchten, Brokkoli, Rosenkohl und Orangen enthalten. Die während der Kur empfohlene Tagesdosis von ein bis zwei Gramm Vitamin C ist allerdings über Obst und Gemüse nur schwer zu erreichen, deshalb sollten Sie Tabletten mit natürlichem Vitamin C dazunehmen.

> Nehmen Sie während Ihrer vierwöchigen Schüßler-Kur täglich 500 mg Vitamin C in Tablettenform.

Chrom wirkt regulierend auf den Blutzuckergehalt. Es ist in Bierhefe enthalten (neben reiner Bierhefe auch als Tabletten oder Kapseln erhältlich).

> Nehmen Sie während Ihrer vierwöchigen Schüßler-Kur täglich 200 Mikrogramm ein.

Magnesium in Form von Dolomit-Pulver verbessert die Kontrolle des Blutzuckergehalts im Körper.

> Nehmen Sie einen Teelöffel pro Tag; das können Sie nach der Schüßler-Kur beibehalten, denn es tut Ihrem Körper stets gut.

DOLOMIT

Dolomit, auch als Urgesteinsmehl bezeichnet, ist eine natürliche Mineralstoffverbindung, die Kalzium und Magnesium in genau dem Verhältnis enthält, wie es unser Körper am besten aufnehmen kann. Dolomit ist als Pulver erhältlich (Bezugsadresse siehe Seite 124) und kann mit Orangensaft, Wasser, Suppen und Salatsaucen verrührt werden.

FRISCHPFLANZENSÄFTE – SELBST HERGESTELLT

Frische grüne Pflanzensäfte lassen sich einfach selbst zubereiten und verleihen dem Low-Carb-Typ schnell neue Energie. Sie enthalten wichtige Vitalstoffe wie Chlorophyll, Mineralstoffe, Spurenelemente und Vitamine. Falls Sie einen eigenen Garten haben, holen Sie sich von dort (ungespritzte!) frische, möglichst junge Blättchen Spitzwegerich, Brennnessel und Löwenzahn. Mixen Sie insgesamt eine halbe Hand voll der Kräuter im Mixer mit einem Glas (200 ml) gutem Mineralwasser – fertig ist Ihr täglicher Powerdrink. Sie werden die vitalisierende und verdauungsregulierende Wirkung schnell spüren.

Alternativ zu grünen Frischpflanzen bieten sich Süßwasseralgen-Präparate aus der Apotheke oder dem Reformhaus an – einzunehmen nach Packungsanleitung. Die Chlorella-pyrenoidosa-Alge soll sogar den höchsten Chlorophyllgehalt im Pflanzenreich besitzen.

Das Programm für den Low-Protein-Typ

Wenn Sie anhand des Tests ab Seite 24 zu dem Ergebnis gekommen sind, dass Sie zum Low-Protein-Typ gehören, besteht Ihre optimale Ernährung überwiegend aus Kohlenhydraten, da Sie diese am besten vertragen. Die Verarbeitung von Kohlenhydraten bereitet Ihrem Stoffwechsel keine Probleme. Bei kohlenhydratreichen Mahlzeiten schüttet die Bauchspeicheldrüse keine übermäßigen Mengen an Insulin aus. So können die Kohlenhydrate, die der Körper benötigt, in die Muskelzellen geschleust werden und der Rest wird einfach zu Wärme verbrannt.

Beachten Sie, dass Sie Ihren Tagesbedarf mit komplexen Kohlenhydraten wie Vollkornprodukten decken sollten, die Sie auch langfristig mit Energie versorgen. Häufiger Verzehr von einfachen Kohlenhydraten wie Süßigkeiten oder Zucker machen sich auch bei Ihnen auf der Waage bemerkbar. Denn Süßigkeiten machen nicht langfristig satt und liefern keine Vitalstoffe, sondern überlasten auf Dauer auch Ihre Bauchspeicheldrüse.

Proteine vertragen Sie weniger, Sie können sie allerdings kaum meiden, da sie in sehr vielen Nahrungsmitteln enthalten sind. Deshalb ist es wichtig, die Proteinverdauung anzuregen und so zu verbessern. Das klappt am besten mit den Schüßler-Salzen.

Der tägliche Speiseplan

> Die optimale Nährstoffzufuhr für den Low-Protein-Typ besteht generell aus etwa 60 Prozent Kohlenhydraten, 25 Prozent Eiweiß und 15 Prozent Fett. Eine Ausnahme bildet die erste Woche Ihrer Abnehmphase, in der Sie auf Eiweiß ganz verzichten sollten (siehe Seite 96).

> Zu den Lebensmitteln, die Sie vorwiegend essen sollten, gehören daher ausreichend komplexe Kohlenhydrate aus Vollkorn, wie Getreide, Brot, Reis, Nudeln, Couscous und Hirse. Essen Sie außerdem täglich Obst, Gemüse und Salat. An eiweißreicher Kost sollten in Maßen fettarmes Fleisch, Geflügel, Fisch und Meeresfrüchte, fettarme Milch und Milchprodukte, Eier, Soja und Sojaprodukte sowie Hülsenfrüchte auf den Tisch kommen. Außerdem gehören kleinere Mengen an guten pflanzlichen Fetten, Nüssen und Samen zu Ihrem Speiseplan.

> Meiden sollten Sie dagegen einfache Kohlenhydrate wie Weißbrot, Weißmehl, Süßigkeiten, Kuchen und Limonaden.

> Rezeptvorschläge zum Abnehmen finden Sie für Ihren Typ ab Seite 97.

TIPP

Wenn Sie Lust auf kleine Knabbereien haben, greifen Sie anstatt zu Süßigkeiten lieber zu Obst, Trockenfrüchten, Gemüse oder Salat; diese liefern reichlich gesunde Vitalstoffe.

Die Schüßler-Kur

Für den Low-Protein-Typ sind besonders die Salze wichtig, die den Proteinstoffwechsel anregen, um damit gezielt auf das Problem der Proteinverdauung einzugehen. Schüßler-Salze eignen sich hierzu hervorragend.

Schüßler-Salze

Nr. 10 Natrium sulfuricum D6 fördert den Proteinstoffwechsel und regt die Darmtätigkeit an.

Nr. 16 Lithium chloratum D6 hilft bei der Verstoffwechselung von Eiweißen (Proteinen).

Nr. 23 Natrium bicarbonicum D6 regt die Bildung von Bauchspeicheldrüsensekret an; das ist wichtig für die Eiweißverdauung.

> Nehmen Sie je Salz drei Tabletten auf den Tag verteilt ein (bitte immer nur eine Tablette im Mund zergehen lassen). Alternativ können Sie sich mit den Salzen einen Schüßler-Drink zuberei-

ten: Alle Tabletten in 200 bis 300 Milliliter heißem Wasser auflösen und in eine Flasche füllen. Bis zum Abend trinken Sie diese Flasche leer – immer nur einen Schluck nehmen und gut einspeicheln. Wichtig: Schütteln Sie die Flasche gut vor jedem Schluck. Führen Sie die Kur mit den genannten Salzen vier Wochen lang durch.

Teemischung

Folgender Tee regt die Verdauung und die Thermogenese an, außerdem fördert er die Ausscheidung von Schlackenstoffen. Lassen Sie sich in der Apotheke die folgenden Teekräuter mischen: 30 Gramm Löwenzahnwurzel, 30 Gramm Rhabarberwurzel, 30 Gramm Schafgarbenkraut, 20 Gramm Holunderblüten. Übergießen Sie zwei Teelöffel der Teemischung mit einer Tasse Wasser, lassen Sie den Tee kurz aufkochen und dann zehn Minuten ziehen.

> Trinken Sie während Ihrer vierwöchigen Kur drei Tassen täglich.

Zusätzlich oder alternativ hilft ein Tee aus Kalmuswurzel. Er sorgt dafür, dass der Körper mehr Verdauungsfermente und Magensäure absondert; dies bewirkt eine bessere Verdauung der Eiweiße. Besorgen Sie sich in der Apotheke 20 Gramm geschnittene Kalmuswurzel und setzen Sie zwei Teelöffel mit einer Tasse Wasser kalt an. Nach einer halben Stunde den Ansatz kurz aufkochen, dann abseihen.

> Trinken Sie täglich ein bis zwei Tassen vor dem Mittag- und Abendessen.

KALMUS

Die Kalmuspflanze, auch als »deutscher Ingwer« bezeichnet, hat sich als Heilpflanze bei Blähungen, Darmferment- und Magensäuremangel sowie bei Magenschleimautentzündung bewährt. Deshalb ist Kalmus auch in verschiedenen Fertigtees zur Verdauungsanregung enthalten.

Salz-Sitzbad

Ein Salz-Sitzbad wirkt besonders auf den Lymphfluss im Körper und damit auf den Protein- und Fettstoffwechsel. Alternativ ist ein warmes Salz-Vollbad geeignet; es aktiviert ebenso den Lymphfluss und regt den Stoffwechsel an. Geben Sie 500 Gramm Steinsalz in die Wanne, während Sie das Wasser einlaufen lassen, und verrühren Sie es mit der Hand. Bei niedrigem Blutdruck geben Sie nur die halbe Menge des Salzes ins Bad.

> Bereiten Sie sich während Ihrer vierwöchigen Schüßler-Kur zweimal wöchentlich ein Salz-Sitzbad oder -Vollbad zu.

BESSERE
EIWEISSVERDAUUNG
Peptidasen (siehe Seite 70)
sind die wichtigsten Enzyme für die Eiweißverdauung
und das Aufschließen der
Proteine, damit diese im
Körper verwertet werden
können.

Enzyme

Bei eiweißreichen Speisen helfen Ihnen Enzymkombinationen, die Peptidasen enthalten; sie entlasten Ihren Stoffwechsel. Erhältlich sind sie in der Apotheke.

> Nehmen Sie ein entsprechendes Präparat bei Bedarf nach Packungsanleitung ein.

Das Enzym Papain aus der Papaya-Pflanze oder das Bromelain aus der Ananas sind ebenfalls zur Unterstützung der Eiweißverdauung geeignet. Alle Enzympräparate erhalten Sie in der Apotheke – bitte nach Packungsanleitung einnehmen.

> Nehmen Sie ein entsprechendes Präparat (nur bei Bedarf) nach Packungsanleitung ein.

Frischpflanzensäfte

Für den Low-Protein-Typ sind die folgenden drei Pflanzensäfte am besten geeignet, da sie den Eiweißstoffwechsel fördern und so das Abnehmen erleichtern: Holundersaft regt den Proteinstoffwechsel an und wirkt generell auf die Ausscheidung. Sie können den Saft aus den Beeren selber herstellen. Brennnesselsaft fördert die Ausscheidung bei Entschlackungskuren. Löwenzahnsaft regt generell die Verdauung und den Stoffwechsel an.

> Trinken Sie während Ihrer vierwöchigen Schüßler-Kur jeden Saft zehn Tage lang – Dosierung nach Packungsanleitung (bei selbst gemachtem Holundersaft nehmen Sie täglich zwei bis drei Schnapsgläschen).

Nährstoffe

Die Vitamine B_2, B_6, B_{12} und Folsäure (in Tabletten- oder Kapselform in der Apotheke erhältlich) begünstigen den Eiweißstoffwechsel (am besten ist eine Vitamin-B-Mischung); auch Vitamin E regt den Eiweißstoffwechsel an.

> Nehmen Sie während Ihrer vierwöchigen Kur ein entsprechendes Präparat nach Packungsanleitung ein.

Zink (in Form von Tabletten in der Apotheke erhältlich) besitzt eine regulierende Wirkung auf das Appetitzentrum im Gehirn und fördert die Funktion der Bauchspeicheldrüse.

> Sie können Zinksalze während und auch nach der Schüßler-Kur einnehmen. Der Tagesbedarf liegt bei 30 bis 60 Milligramm.

Gamma-Linolen-Säure (als Kapseln in der Apotheke erhältlich) fördert das Abnehmen.

> Nehmen Sie während Ihrer vierwöchigen Schüßler-Kur täglich vier bis sechs Kapseln.

Guarana (als Kapseln, Saft oder Konzentrat in der Apotheke oder im Reformhaus erhältlich) reduziert den Appetit und steigert den Energiestoffwechsel (Thermogenese).

> Nehmen Sie während Ihrer vierwöchigen Schüßler-Kur täglich die in der Packungsanleitung angegebene Menge ein.

TIPP: Verjüngende Moorbäder

Moorbäder enthalten wichtige Mineralstoffe und Spurenelemente, die über die Haut aufgenommen werden – das ist Mineralstoffernährung über die Badewanne. Moorbäder entschlacken, wirken außerdem verjüngend, regen die Thermogenese an, stärken und mobilisieren die Verdauungsorgane, kräftigen den Körper und fördern die Gesundheit. Konzentrierte Moorbadezusätze gibt es in Apotheken und Reformhäusern. Bereiten Sie sich ein- bis zweimal wöchentlich ein Moorbad zu – danach sollten Sie mindestens eine halbe Stunde ruhen.

Das Programm für den Mischtyp

Wenn Sie anhand des Tests ab Seite 23 zu dem Ergebnis gekommen sind, dass Sie zum Mischtyp gehören, ernähren Sie sich am besten ausgewogen aus komplexen Kohlenhydraten, fettarmen Eiweißen und guten Fetten. Sie vertragen im Allgemeinen alle Nahrungsmittel gut, Ihr Stoffwechsel läuft mit der ganzen Bandbreite an Nährstoffen optimal und Sie können daher aus der ganzen Nahrungspalette schöpfen. Sie sollten allerdings darauf achten, dass Sie sich nicht einseitig ernähren, sonst könnten Gewichtsprobleme auftreten.

Der tägliche Speiseplan

> Die optimale Nährstoffzufuhr für den Mischtyp besteht aus etwa 50 Prozent Kohlenhydraten, 30 Prozent Eiweiß und 20 Prozent Fett.

> Zu den Lebensmitteln, von denen Sie täglich essen sollten, gehören ausreichend komplexe Kohlenhydrate aus Vollkorn wie Getreide, Reis, Brot, Couscous, Bulgur, Hirse, Quinoa und Amaranth. Essen Sie außerdem reichlich Obst, Gemüse und Salate, außerdem ausreichend proteinreiche Kost wie Fleisch, Geflügel, Fisch und Meeresfrüchte, Milch und Milchprodukte,

Sojaprodukte, Hülsenfrüchte und Eier. Nüsse und Samen sowie gute pflanzliche Öle runden Ihren Speiseplan ab.

> Zurückhalten sollten Sie sich dagegen bei einfachen Kohlenhydraten wie Zucker, Weißbrot, Weißmehlprodukten, Süßigkeiten, Kuchen, Fruchtsäften und Limonaden.

> Rezeptvorschläge zum Abnehmen finden Sie für Ihren Typ ab Seite 105.

Die Schüßler-Kur

Als Mischtyp sind für Sie sowohl die Schüßler-Salze für den Low-Carb-Typ als auch die für den Low-Protein-Typ wichtig, insbesondere die Salze, die den Proteinstoffwechsel ankurbeln.

Schüßler-Salze

Nr. 9 Natrium phosphoricum D6 verbessert den Fettstoffwechsel, die Eiweißverdauung und die Aufspaltung von Nahrungsfetten und -proteinen.

Nr. 10 Natrium sulfuricum D6 regt die Verdauung und den Stoffwechsel sowie den Eiweißstoffwechsel an.

Nr. 16 Lithium chloratum D6 reguliert den Proteinstoffwechsel.

Nr. 17 Manganum sulfuricum D6 verbessert die Kohlenhydrat- und Eiweißverwertung und fördert die Thermogenese.

> Nehmen Sie je Salz zwei Tabletten auf den Tag verteilt ein (bitte einzeln im Mund zergehen lassen). Alternativ können Sie sich einen Schüßler-Drink zubereiten: Alle Tabletten in 200 bis 300 Milliliter heißem Wasser auflösen und in eine Flasche füllen. Bis zum Abend trinken Sie die Flasche leer – immer nur einen Schluck nehmen und gut einspeicheln. Wichtig: Schütteln Sie die Flasche gut vor jedem Schluck. Führen Sie die Kur mit den genannten Salzen vier Wochen lang durch.

Teemischung

Die folgende Teemischung hilft, den Protein- und Kohlenhydratstoffwechsel kräftig anzuregen: Lassen Sie sich in der Apotheke einen Tee aus 30 Gramm Löwenzahnkraut und -wurzel, 30 Gramm Brennesselblätter und je 20 Gramm Bohnenschalen,

Balsamkraut und Wacholderbeeren mischen. Übergießen Sie einen gehäuften Teelöffel der Teemischung mit einer Tasse kochendem Wasser und lassen Sie den Tee zehn Minuten ziehen.

> Trinken Sie für die Dauer Ihrer vierwöchigen Schüßler-Kur drei Tassen über den Tag verteilt.

Enzyme

Für den Mischtyp ist eine Enzymmischung (Kombi-Enzyme, die Proteasen, Amylasen und Lipasen enthalten) am besten geeignet. Sie sollten die Enzyme vor allem bei späten und üppigen Mahlzeiten zum Essen einnehmen. Erhältlich sind sie in der Apotheke.

> Nehmen Sie ein entsprechendes Präparat (nur bei Bedarf) nach Packungsanleitung ein.

Frischpflanzensäfte

Petersiliensaft regt die Drüsenfunktion, zum Beispiel der Bauchspeicheldrüse, an. Brennnesselsaft regt ebenfalls die Entschlackung an.

> Nehmen Sie in den ersten zwei Wochen Ihrer vierwöchigen Schüßler-Kur täglich Brennnesselsaft, in den folgenden zwei Wochen Petersiliensaft jeweils nach Packungsanleitung ein.

Nährstoffe

B-Vitamine (B_2, B_6, B_{12}) regen den Proteinstoffwechsel an. Sie sind als Kombinationspräparate in der Apotheke erhältlich.

> Nehmen Sie während Ihrer vierwöchigen Schüßler-Kur ein entsprechendes Präparat täglich nach Packungsanleitung ein.

Chrom wirkt regulierend auf den Blutzuckergehalt. Es ist in Bierhefe enthalten (auch als Tabletten oder Kapseln erhältlich).

> Nehmen Sie während der vierwöchigen Schüßler-Kur 200 Mikrogramm pro Tag.

Magnesium, zum Beispiel in Form von Dolomit-Pulver (siehe Seite 78), verbessert die Kontrolle des Blutzuckergehalts im Körper und steuert den Proteinstoffwechsel.

> Nehmen Sie während und nach der Schüßler-Kur täglich einen gehäuften Teelöffel in Wasser, Tee oder Saft ein.

TIPP

Gönnen Sie sich während Ihrer Kur zweimal wöchentlich ein aktivierendes Bad. Empfehlenswert ist vor allem das Heublumenbad; fertige Heublumenextrakte sind in der Apotheke oder Drogerie erhältlich.

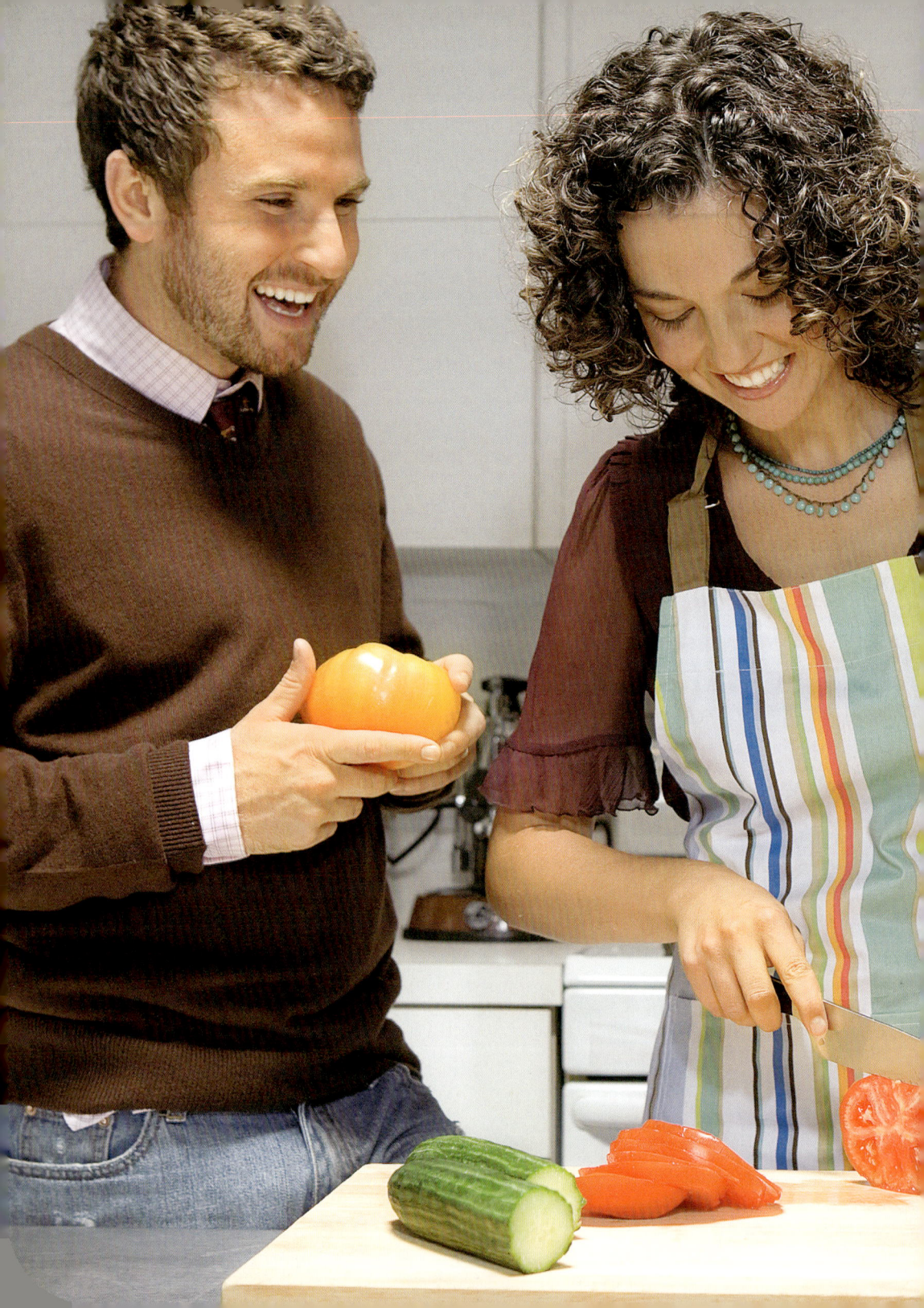

KOCHEN SIE SICH SCHLANK

Abnehmen und dabei genießen – mit dem passenden Speiseplan ist das keine Zauberei. Hier finden Sie feine, fantasievolle Gerichte für jeden Stoffwechseltyp.

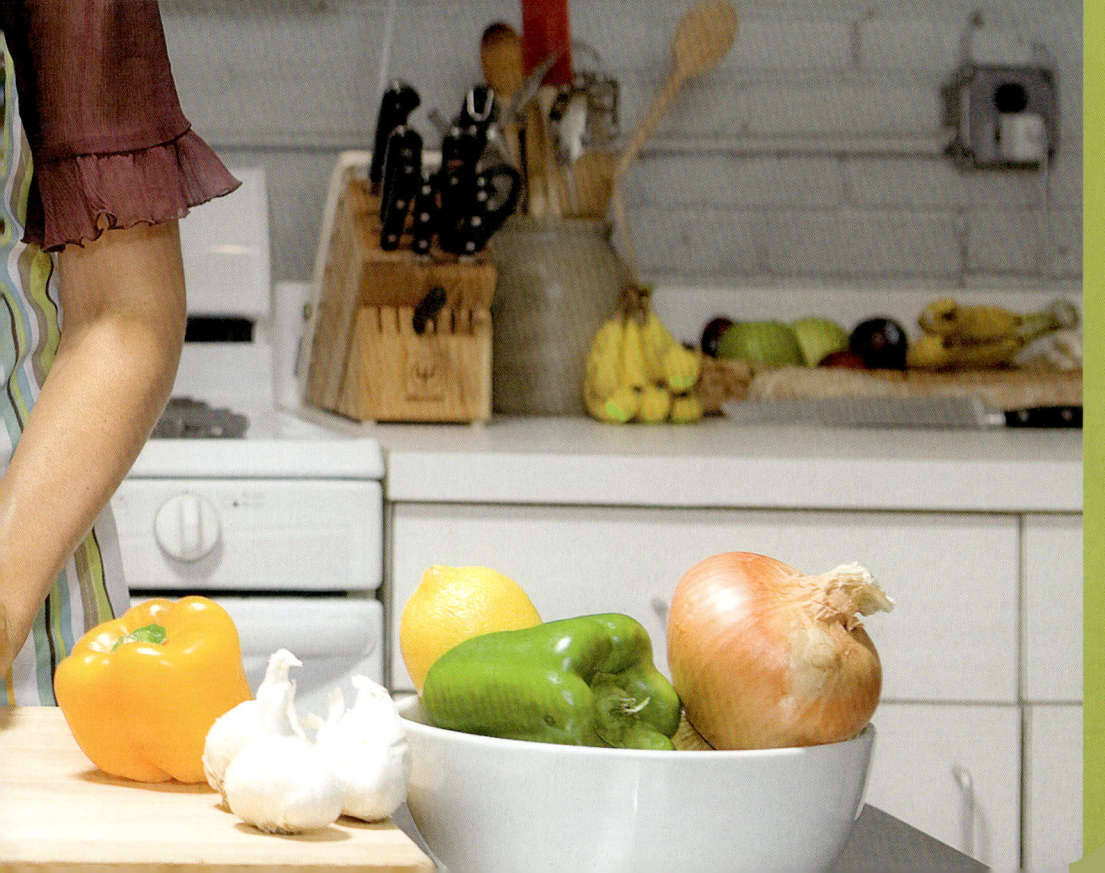

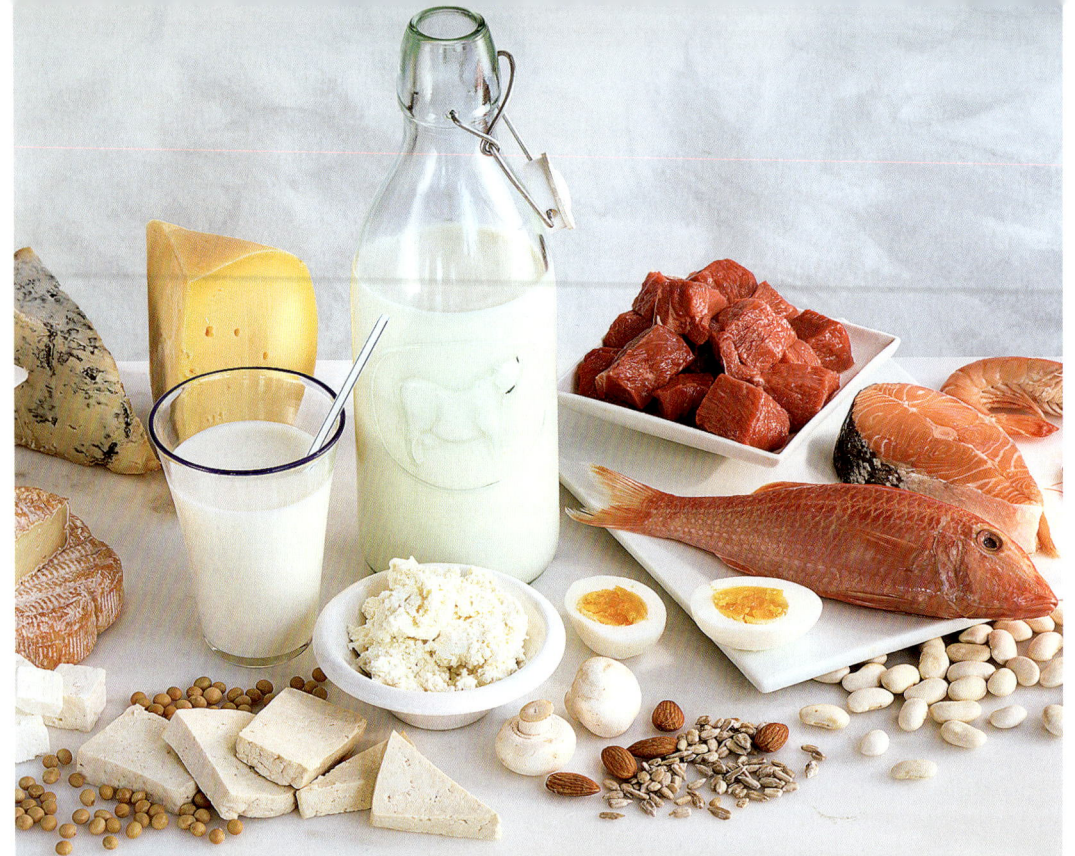

Rezepte für den Low-Carb-Typ

Jetzt können Sie loslegen: Auf den folgenden Seiten finden Sie Gerichte für den Low-Carb-Typ, die sich einfach und ohne großen Aufwand zubereiten lassen. Wie Sie auf Seite 75 erfahren haben, bilden die Eiweiße die Grundlage Ihrer Ernährung. Im ersten Schritt bedeutet dies, dass Sie in der ersten Woche weitgehend auf Kohlenhydrate, die Ihren Blutzucker in die Höhe treiben, verzichten sollten. So legen Sie den Grundstein für eine typgerechte Ernährung.

Nach der ersten Woche integrieren Sie Kohlenhydrate langsam wieder in Ihren Speiseplan, bis Sie das für Sie richtige Verhältnis gefunden haben. Beachten Sie aber, dass der Kohlenhydratanteil nicht höher als der Eiweißanteil sein sollte. Sie werden feststellen, dass Sie sich mit der typgerechten Ernährung leistungsfähiger fühlen, Ihr Stoffwechsel optimal arbeiten kann und keine Heißhungerattacken mehr entstehen. Und was das Beste dabei ist: Sie können auf lange Sicht Ihr Körpergewicht reduzieren und halten. Lassen Sie sich von den Rezeptvorschlägen inspirieren und stellen Sie sich im Lauf der Zeit Ihren eigenen erweiterten Speiseplan zusammen.

Frühstück

Für das Frühstück können Sie aus einer Fülle an Milchprodukten wählen, zum Beispiel Joghurt, Quark, Hüttenkäse, Buttermilch, Kefir oder Dickmilch, aber auch Sojamilch. Wählen Sie immer die Naturvarianten, diese sind nicht mit Zucker angereichert und liefern so keine unerwünschten Kohlenhydrate. Kombinieren Sie dazu frisches Gemüse oder Kräuter. Auch Obst ist erlaubt, Sie sollten in der ersten Woche jedoch sparsam damit umgehen, denn es enthält Fruchtzucker. Auch Nüsse eignen sich gut zum Frühstück, denn sie versorgen Sie mit gesunden Fetten. Optimal sind außerdem fettarmer Käse und Wurst sowie Eiergerichte.
Einfache Kohlenhydrate in Form von Zucker, Honig und süßem Gebäck sollten Sie dagegen strikt meiden. In der ersten Woche sollten Sie außerdem auf Getreideflocken, Cornflakes, Müsli und alle Brotsorten verzichten, da diese Nahrungsmittel zu viele Kohlenhydrate enthalten.

TIPP
Sofern Sie mit der Punktzahl Ihres Testergebnisses am Übergang zum Mischtyp liegen, können Sie sich auch an den Rezeptvorschlägen für diesen Typ orientieren (siehe ab Seite 105).

Hüttenkäse mit Birne und Cashewkernen
Für 1 Portion 1 Birne | 1 EL Cashewkerne | 150 g Hüttenkäse (körniger Frischkäse) | ½ TL Leinsamen | ½ TL Zimt

1 Die Birne waschen, putzen und klein raspeln. Die Cashewkerne klein hacken.
2 Den Hüttenkäse mit geraspelter Birne, Cashewkernen, Leinsamen und Zimt verrühren.

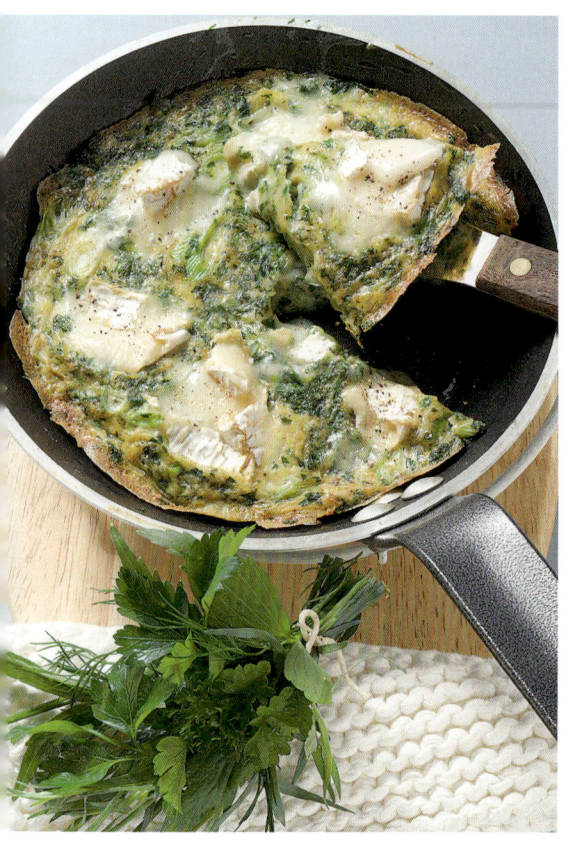

Kräuterfrittata mit Ziegenkäse

Für 1 Portion 100 g Kräuter (wie Schnittlauch, Rucola, Petersilie) | 1 Frühlingszwiebel | 2 EL Olivenöl | 2 Eier | Salz | frisch gemahlener Pfeffer | 50 g Ziegenrolle oder Schafskäse

1 Kräuter waschen, trocken schütteln und hacken. Frühlingszwiebel putzen, waschen und in feine Ringe schneiden.
2 In einer Pfanne 1 EL Olivenöl erhitzen und die Frühlingszwiebel darin ca. 2 Minuten andünsten. Die Kräuter dazugeben und weitere 2 Minuten bei mittlerer Hitze anbraten. Die Pfanne vom Herd nehmen und die Kräuter etwas abkühlen lassen.
3 In einer Schüssel die Eier schaumig schlagen und mit Salz und frisch gemahlenem Pfeffer würzen. Die Kräuter untermischen.
4 Das restliche Öl in der Pfanne erhitzen und die Eiermasse hineingießen, gleichmäßig verteilen. Den Ziegen- oder Schafskäse darüberkrümeln, die Hitze reduzieren, den Deckel auf die Pfanne geben und ca. 10 Minuten backen, bis die Eiermasse fest und der Käse zerlaufen ist.

Ein herzhaftes Frühstück, das lange vorhält: Kräuterfrittata mit Ziegenkäse.

Putenbrust mit Meerrettichquark

Für 1 Portion 1 Frühlingszwiebel | ½ Salatgurke | 150 g Magerquark | 1 EL Apfelessig | 2 TL frisch geriebener Meerrettich | Salz | frisch gemahlener Pfeffer | 2 Scheiben Putenbrust

1 Frühlingszwiebel waschen und in feine Ringe schneiden.
2 Gurke waschen, schälen und in dünne Scheiben schneiden.
3 Quark mit Apfelessig, Meerrettich und Frühlingszwiebel verrühren. Mit Salz und Pfeffer würzen. Mit Putenbrust und Gurke anrichten.

VARIANTE: Mischen Sie unter den Quark 1 klein gehacktes gekochtes Ei, 2 fein gewürfelte Gewürzgurken, 1 TL scharfen Senf und 1 EL Kerbel.

Salate und kleine Gerichte

Die folgenden kleinen Gerichte eignen sich besonders gut als Zwischenmahlzeiten, aber auch für den Hunger am Abend, denn da sollte es etwas Leichtes sein. Für eigene Rezeptideen können Sie beliebig aus den Lebensmitteln wählen, die für Ihren Typ geeignet sind.

Avocado-Dip

Für 1 Portion ½ Bund Schnittlauch | 1 kleine reife Avocado | 2 EL Limettensaft | 50 g Sauerrahm | Salz | frisch gemahlener Pfeffer | ¼ TL Chiliflocken

1 Den Schnittlauch waschen, trocken schütteln und in Röllchen schneiden. Die Avocado halbieren, den Kern herauslösen. Die Schale abziehen.
2 Das Fruchtfleisch mit dem Limettensaft, der Hälfte des Schnittlauchs und dem Sauerrahm pürieren. Mit Salz, frisch gemahlenem Pfeffer und Chiliflocken abschmecken. Mit restlichem Schnittlauch garnieren.
3 Dazu passen Gemüsesticks wie Gurke, Paprika oder Kohlrabi.

Chicoréesalat mit Apfel und Mandeln

Für 1 Portion 1 Staude Chicorée | 1 Frühlingszwiebel | 1 Apfel | 3 EL Zitronensaft | 2 EL Kichererbsen (Glas) | 1 EL Mandeln | 1 EL Obstessig | 1 EL Olivenöl | Salz | frisch gemahlener Pfeffer

1 Den Chicorée waschen und in Streifen schneiden. Die Frühlingszwiebel waschen und in feine Ringe schneiden. Den Apfel waschen, vierteln und in feine Streifen schneiden. Mit Zitronensaft beträufeln. Die Kichererbsen abtropfen lassen. Die Mandeln klein hacken.
2 In einer großen Schüssel den Chicorée mit den Frühlingszwiebeln und den Kichererbsen mischen, Apfelstreifen daraufgeben und mit gehackten Mandeln bestreuen.
3 Obstessig und Olivenöl vermischen. Mit Salz und frisch gemahlenem Pfeffer würzen und über den Salat geben.

TIPP: Geeignete Snacks

Der Low-Carb-Typ braucht neben den drei Hauptmahlzeiten des Tages meist auch Zwischenmahlzeiten, um Heißhungerattacken zu vermeiden. Greifen Sie also zu typgerechten, gesunden Snacks, wie Gemüsesticks mit Avocado-Dip. Auch Salate, Nüsse, Milchprodukte oder ein Stück Käse sind eine ideale Zwischenmahlzeit. Ungeeignet als Snack ist pures Obst, denn der Fruchtzucker lässt Ihre Bauchspeicheldrüse zu stark reagieren. Essen Sie Obst daher lieber zusammen mit Milchprodukten wie Joghurt oder Quark.

Weißer Bohnensalat mit Kapern

Für 1 Portion 125 g weiße Bohnen (etwa Cannellini-Bohnen) | 1 Stange Sellerie (ca. 60 g) | ½ rote Zwiebel | ½ gelbe Paprika | 1 TL Kapern | 1 EL Olivenöl | 1 EL weißer Balsamessig | Salz | frisch gemahlener Pfeffer

1 Die Bohnen abtropfen lassen. Den Stangensellerie putzen, waschen, eventuell die harten Fäden auf der Außenseite abziehen, halbieren und in feine Würfel schneiden. Die Zwiebel häuten und in feine Würfel schneiden. Paprika waschen und ebenfalls in kleine Würfel schneiden.
2 Bohnen, Stangensellerie, Zwiebeln, Paprika und Kapern mit Olivenöl und Balsamessig mischen. Mit Salz und Pfeffer würzen und servieren.

Hauptgerichte

Die Basis für die Hauptgerichte bilden Fleisch, Fisch oder Meeresfrüchte, die ausreichend tierisches Eiweiß liefern. Kombinieren Sie dies mit einer Portion Gemüse oder Salat. Gerichte aus Hülsenfrüchten, wie Bohnen, Linsen, Erbsen, Kichererbsen und Kidneybohnen und Tofu, versorgen Sie mit pflanzlichem Eiweiß. Verwenden Sie zum Braten und für Salate pflanzliche Öle wie Raps- oder Olivenöl. Nach der ersten Woche können Sie allmählich kleinere Portionen Kohlenhydrate, wie Nudeln, Kartoffeln oder Getreide, dazu ergänzen – am besten die Vollkornvariante.

Rinderfilet mit Brokkoli und Koriander-Pesto

Für 1 Portion 1 Filetsteak (ca. 150 bis 180 g) | 1 EL Rapsöl | Salz | frisch gemahlener Pfeffer | 150 g Brokkoli | 2 EL Olivenöl

1 Das Filetsteak mit Küchenpapier abtupfen. Rapsöl in einer Pfanne erhitzen, Fleisch hineingeben und auf jeder Seite ca. 3 bis 5 Minuten anbraten, je nachdem, ob das Fleisch rosa oder durchgebraten sein soll. Mit Salz und Pfeffer würzen.
2 Den Brokkoli waschen, abtropfen lassen und in Röschen zerteilen. Mit Olivenöl beträufeln, salzen und pfeffern und bei 200 °C etwa 10 Minuten im Backofen rösten.
3 Mit Koriander-Pesto (siehe nachfolgendes Rezept) servieren.

Koriander-Pesto

Für 1 Portion 4 grüne Kardamom-Kapseln (aus dem Asialaden) |
1 TL Koriandersamen (aus dem Asialaden) | $\frac{1}{4}$ TL schwarze Pfef-
ferkörner | $\frac{1}{2}$ rote Chilischote | 1 Knoblauchzehe | 1 Bund Kori-
ander | $\frac{1}{2}$ Zitrone | 50 ml Olivenöl | Salz

1 Die Kardamon-Kapseln öffnen, die Samen in den Mörser geben.
2 Die Koriandersamen und die Pfefferkörner dazugeben und zu einem
Pulver zerstoßen. Chilischote und Knoblauch hinzufügen und zu einer
Paste mahlen.
3 Die Korianderblätter waschen und mit den anderen Zutaten in einen
Mixer geben. Die Zitrone auspressen, den Zitronensaft hinzufügen und
alles mixen. Das Olivenöl langsam nach und nach dazugeben, bis die
Masse cremig ist. Nach Geschmack salzen.

TIPP

Mit Pesto kann man auch
gegrillten Fisch oder Gemü-
sesuppen verfeinern. In
einem gut verschlossenen
Schraubglas hält es sich
etwa eine Woche. Vor dem
Verschließen das Pesto mit
1 EL Olivenöl bedecken.

Feines Rindfleisch-Chili

Für 1 Portion 1 kleine Schalotte | 1 Knoblauchzehe | $\frac{1}{2}$ Chilischote |
1 EL Rapsöl | Salz | frisch gemahlener Pfeffer | 1 TL Tomatenmark |
100 g Rinderhackfleisch | 140 g weiße Bohnen (wie Cannellini-
Bohnen) | 140 ml Tomatenstücke in der Dose | 1 EL saure Sahne

1 Die Schalotte und die Knoblauchzehe häuten
und in kleine Würfel schneiden. Die Chilischote in
feine Ringe schneiden.
2 In einem Topf Öl erhitzen, Schalotten und Knoblauch zugeben, salzen und pfeffern und 2 bis 3 Minuten glasig andünsten.
3 Chili und Tomatenmark dazugeben und etwa
1 Minute mitdünsten. Anschließend Rinderhack
dazugeben und 2 bis 4 Minuten krümelig braten,
bis es nicht mehr rosa ist.
4 Die Bohnen abgießen, mit Wasser abspülen
und mit den Tomatenstücken in den Topf geben.
5 Das Chili erhitzen und zugedeckt 10 bis 15 Minuten auf kleiner Stufe kochen, bis es dickflüssig
ist. Mit einem Klecks saurer Sahne servieren.

Dieses Rindfleisch-Chili hat es
in sich: Die scharfe Chilischote
regt die Thermogenese an.

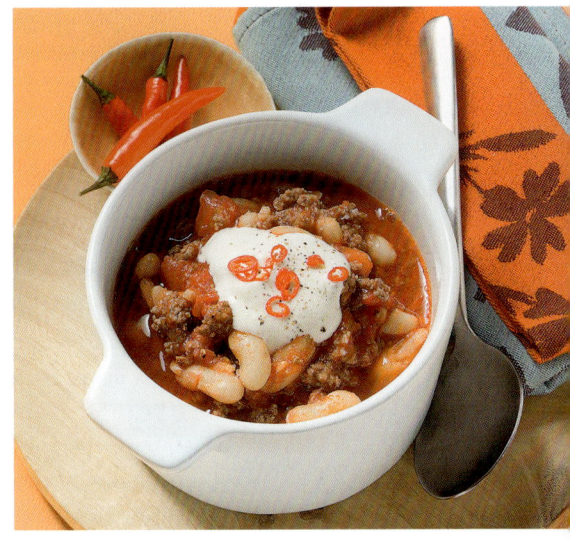

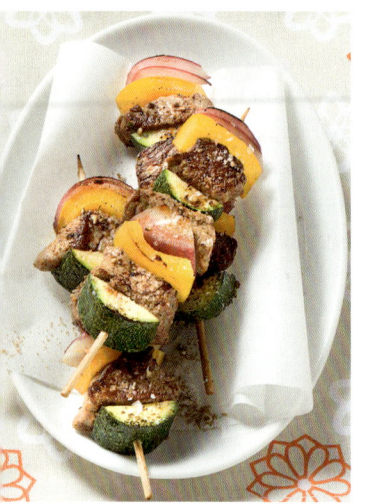

Kreuzkümmel verleiht den Lammspießen mit Paprika und Zucchini eine orientalische Note.

Lammspieße mit Paprika und Zucchini

Für 1 Portion 1 gelbe Paprika | 1 rote Zwiebel | 1 Zucchini | 150 g mageres Lammfleisch (aus der Keule) | Salz | frisch gemahlener Pfeffer | 1 TL gemahlener Kreuzkümmel | 1 EL Olivenöl

1 Paprika waschen und putzen. Zwiebel putzen. Beides in ca. 2 cm große Würfel schneiden, Zwiebel in Segmente teilen. Zucchini waschen, putzen und in 1 cm dicke Scheiben schneiden.
2 Das Fleisch trocken tupfen, in ca. 2 cm große Würfel schneiden und auf drei Holz- oder Metallspieße abwechselnd mit Paprika, Zwiebel und Zucchini aufspießen. Salzen und pfeffern, mit Kreuzkümmel würzen.
3 In einer Pfanne das Olivenöl erhitzen und die Spieße von jeder Seite ca. 4 bis 5 Minuten braten.

Gefüllte Putenschnitzel

Für 1 Portion 1 Mozzarella | 4 Basilikumblätter | Salz | frisch gemahlener Pfeffer | 2 dünne Putenschnitzel (je 60 g) | 1 EL Olivenöl

1 Den Mozzarella in vier Scheiben schneiden. Zwei davon mit zwei Basilikumblättern belegen, salzen, pfeffern und die zweite Scheibe darauflegen.
2 Die Putenschnitzel kalt abspülen, trocken tupfen und jedes mit Basilikum-Mozzarella belegen. Die Schnitzel zusammenklappen, mit einem Holzspieß feststecken, salzen und pfeffern.
3 Öl in einer Pfanne erhitzen und das Fleisch von beiden Seiten darin anbraten. Bei mittlerer Hitze etwa 6 bis 8 Minuten fertiggaren.
Dazu passen grüne Bohnen mit Vinaigrette (siehe folgendes Rezept).

Grüne Bohnen mit Vinaigrette

Für 1 Portion 100 g grüne Bohnen (Prinzessbohnen) | Salz | 2 EL Olivenöl | 1 EL Weißweinessig | 1 TL scharfer Senf | Pfeffer

1 Die Bohnen putzen und waschen, eventuell entfädeln.
2 Reichlich Salzwasser zum Kochen bringen und die Bohnen in etwa 7 Minuten bissfest garen.
3 Für die Vinaigrette Olivenöl, Weißweinessig und Senf verquirlen. Salzen und pfeffern. Die Bohnen mit der Vinaigrette servieren.

Estragon-Lachs mit Spinatsalat

Für 1 Portion 1 Lachssteak (ca. 180 g) | ½ Limette | Salz | frisch gemahlener Pfeffer | 1 EL Estragon | 2 EL Olivenöl | 100 g junger Blattspinat | 1 Orange | 1 EL Balsamessig | 1 TL süßer Senf | 1 TL Walnüsse

1 Das Lachssteak waschen und mit Küchenpapier trocken tupfen. Die Limette auspressen, den Lachs mit dem Saft beträufeln, salzen und pfeffern. Die Estragonblätter waschen, trocken schütteln und klein hacken.

2 In einer Pfanne 1 EL Olivenöl erhitzen und den Lachs auf jeder Seite ca. 3 Minuten anbraten.

3 Inzwischen die Spinatblätter verlesen, waschen und trocken schütteln. Die Orange schälen, das Fruchtfleisch aus den Segmenten lösen und mit dem Spinat in eine Schüssel geben.

4 Für das Dressing 1 EL Olivenöl, Balsamessig und süßen Senf verquirlen, mit Salz und Pfeffer abschmecken. Das Dressing unter den Salat mischen. Die Walnüsse klein hacken und darüberstreuen.

5 Zum Schluss das Lachssteak mit Estragonblättchen bestreuen und mit dem Spinatsalat servieren.

ESTRAGON

Estragon hat einen leicht pfeffrigen Geschmack, der ein wenig an Anis erinnert. Er wirkt verdauungsfördernd und reguliert den Stoffwechsel.

Kichererbsen-Curry mit Gemüse

Für 1 Portion 130 g Blumenkohl | 1 Frühlingszwiebel | 50 g Pilze | 50 g Kichererbsen aus der Dose | 50 g Tofu | 1 EL Olivenöl | ½ TL Kurkuma | ½ TL Currypulver | ¼ TL gemahlener Kreuzkümmel | 100 ml Gemüsebrühe | Salz | frisch gemahlener Pfeffer | 2 EL Joghurt

1 Blumenkohl und Frühlingszwiebel gründlich waschen. Den Blumenkohl in kleine Röschen zerteilen und die Frühlingszwiebel in feine Ringe schneiden. Die Pilze mit Küchenkrepp säubern und vierteln. Die Kichererbsen abtropfen lassen. Den Tofu in Würfel schneiden.

2 Das Olivenöl in einem Topf erhitzen und die Frühlingszwiebel etwa 2 Minuten andünsten. Blumenkohl, Pilze, Kichererbsen, Tofu, Kurkuma, Currypulver und Kreuzkümmel dazugeben und etwa 5 Minuten dünsten.

3 Das Ganze mit Gemüsebrühe aufgießen und ca. 10 Minuten bei kleiner Hitze köcheln lassen.

4 Mit Salz und Pfeffer würzen und mit dem Joghurt servieren.

TIPP

Mit den restlichen Kichererbsen können Sie sich einen leckeren Salat zubereiten: Die Kichererbsen mit 1 EL Weißweinessig, 1 EL Walnussöl, 1 EL Oliven und ein paar Thymianblättchen vermischen. Mit Salz und frisch gemahlenem Pfeffer würzen.

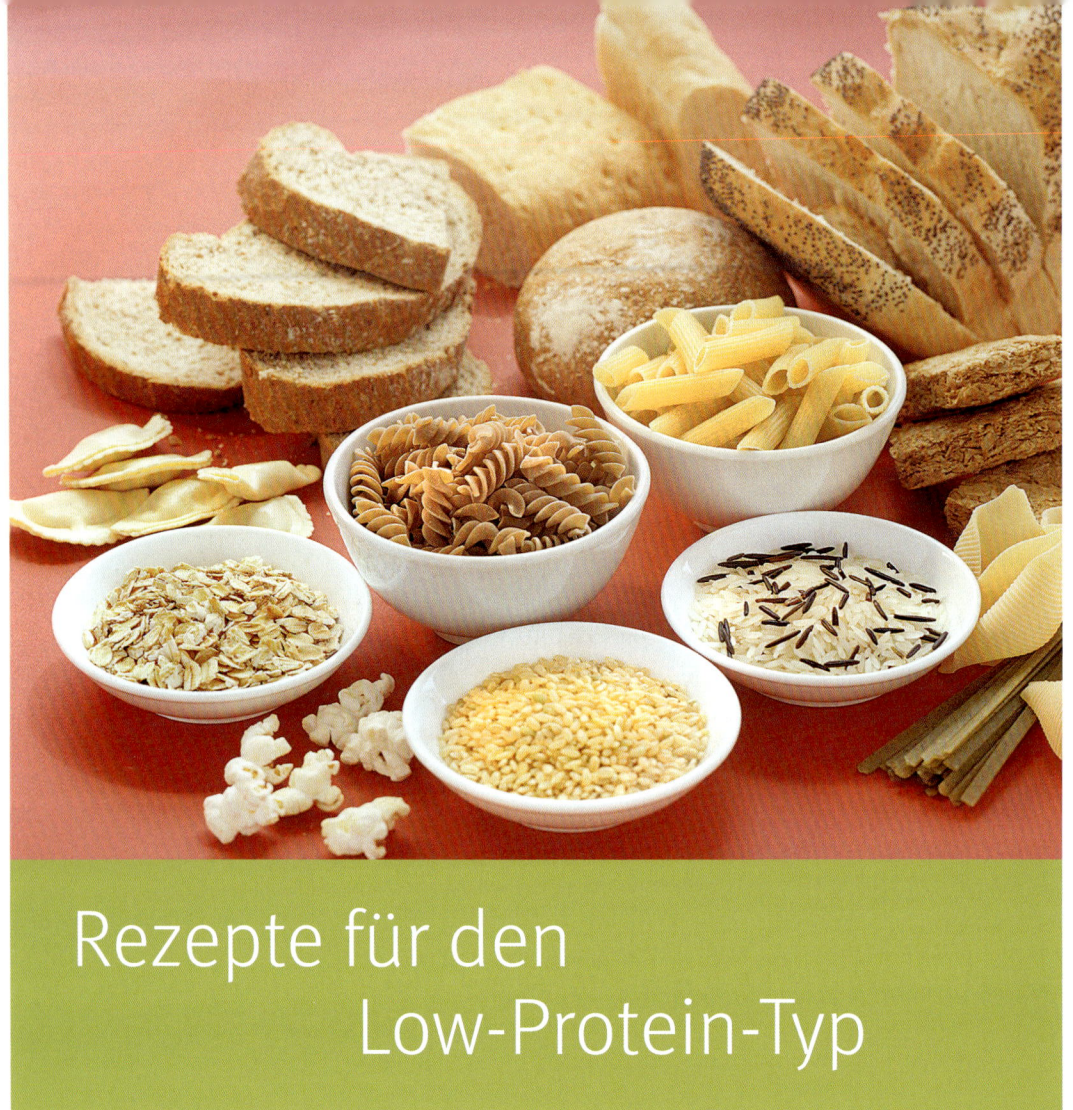

Rezepte für den Low-Protein-Typ

Auf den folgenden Seiten finden Sie Gerichte für den Low-Protein-Typ, die sich einfach und ohne großen Aufwand zubereiten lassen. Wie Sie inzwischen wissen, bilden die Kohlenhydrate die Grundlage Ihrer Ernährung. Im ersten Schritt bedeutet dies, dass Sie in den ersten Tagen weitgehend auf Eiweiße, vor allem tierischer Herkunft, verzichten sollten. Nach der Umstellungswoche integrieren Sie die Eiweiße langsam wieder in Ihren Speiseplan, bis Sie das für Sie richtige Verhältnis gefunden haben. Beachten Sie aber, dass der Eiweißanteil nicht höher als der Kohlenhydratanteil sein sollte. So sorgen Sie dafür, dass Ihr Stoffwechsel optimal arbeiten kann. Dadurch fühlen Sie sich leistungsfähiger, sie können auf lange Sicht Ihr Körpergewicht reduzieren und halten. Orientieren Sie sich einfach an den nachfolgenden Rezeptvorschlägen – und entwickeln Sie auf dieser Basis eigene Rezeptideen.

Frühstück

Der Low-Protein-Typ genießt das klassische Kohlenhydrat-Frühstück. Sie können sich bei Brot und Brötchen, Marmelade und Honig sowie Müsli und Säften bedienen. Mischen Sie Ihr Müsli am besten selbst, denn viele Produkte sind zu stark gezuckert. Auch Ihre Säfte sollten Sie möglichst selbst pressen, damit es keine bösen Überraschungen mit zu viel Zucker gibt. Die Säfte eignen sich auch zum Mischen mit Müsli. Denn in der ersten Woche sollten Sie auf Milch und Milchprodukte wegen ihres hohen Eiweißgehalts verzichten. Als Brotaufstrich eignet sich pflanzliche Margarine, die nur sehr wenig Eiweiß enthält, in Maßen auch Butter. Wer es gern pikanter mag, der findet im Bioladen viele verschiedene Gemüseaufstriche, die kein oder nur wenig Eiweiß enthalten. Bei Brot und Brötchen bevorzugen Sie am besten die Vollkornvariante.

Exotischer Fruchtsalat mit Couscous

Für 1 Portion 30 g Couscous | 1 Papaya | 1 Kiwi | 1 Orange | 1 EL Akazienhonig | 1 TL Sonnenblumenkerne

1 Den Couscous in einen Topf geben und mit 60 ml kochendem Wasser übergießen. Den Deckel daraufgeben und 5 Minuten ziehen lassen.
2 Inzwischen die Papaya schälen, halbieren, entkernen und in Würfel schneiden. Die Kiwi schälen, halbieren und in Scheiben schneiden. Die Orange auspressen.
3 Den Couscous mit einer Gabel auflockern und kurz auskühlen lassen. Orangensaft und Honig unterrühren. Die Papaya unterheben.
4 Das Ganze in eine Schüssel geben, mit Kiwischeiben belegen und mit Sonnenblumenkernen garnieren.

TIPP

Sofern Sie mit der Punktzahl Ihres Testergebnisses am Übergang zum Mischtyp liegen, können Sie sich auch an den Rezeptvorschlägen für diesen Typ orientieren (siehe ab Seite 105).

Flockenmüsli mit Banane

Für 1 Portion 1 Orange | 3 EL kernige Haferflocken | 1 EL Amaranth, gepoppt und ungesüßt | ½ TL Leinsamen | 1 Banane | 1 EL Akazienhonig | 1 Prise Zimt

1 Die Orange auspressen. Den Saft in eine Schüssel geben, die Haferflocken, den Amaranth und die Leinsamen dazugeben und kurz quellen lassen.
2 Anschließend die Banane in Scheiben schneiden und in das Müsli geben, den Honig unterrühren und das Ganze mit Zimt bestreuen.

Vollkornbrot mit Gurke und Tomate

Für 1 Portion ½ Salatgurke | 1 Tomate | 2 Scheiben Roggen-Vollkornbrot | 2 TL Tomatenmark | frisch gemahlener Pfeffer | 1 TL Kresse | einige weiße Trauben

1 Die Gurke und die Tomate waschen und in Scheiben schneiden.
2 Die Vollkornbrotscheiben mit je 1 TL Tomatenmark bestreichen. Die Gurken- und Tomatenscheiben darauf verteilen, Pfeffer darübermahlen und mit Kresse garnieren. Zusammen mit den Trauben servieren.

Der Tag beginnt gut! Die leckeren Vollkornbrötchen mit Radieschen und Birne sorgen für den richtigen Energiekick.

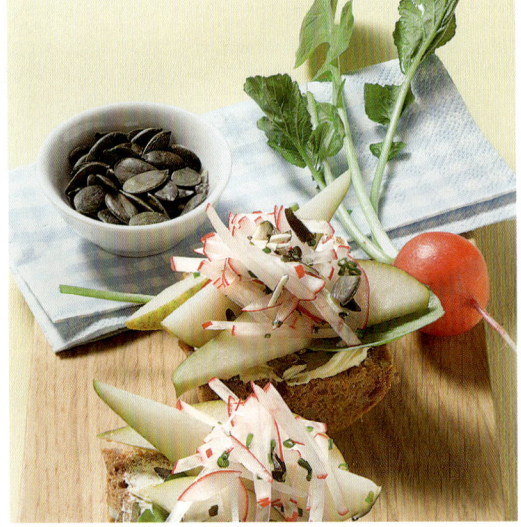

Vollkornbrötchen mit Radieschen und Birne

Für 1 Portion 3–4 Radieschen | 1 Birne | 1 Vollkornbrötchen | 2 TL Margarine | Salz | frisch gemahlener Pfeffer | 1 TL Schnittlauchröllchen | 1 TL Kürbiskerne

1 Die Radieschen waschen, putzen und in feine Streifen schneiden. Die Birne waschen, putzen, vierteln und in feine Streifen schneiden.
2 Das Vollkornbrötchen halbieren, jede Hälfte mit Margarine bestreichen und dann die Radieschen- und Birnenstreifen darauf anrichten. Nach Geschmack salzen und pfeffern. Mit Schnittlauchröllchen und Kürbiskernen garnieren.

Salate und kleine Gerichte

Die folgenden Rezepte sind nicht nur für den kleinen Hunger zwischendurch geeignet, sondern auch als leichte Abendgerichte, da der Low-Protein-Typ meist weniger Appetit hat. Stellen Sie sich entsprechend eigene Rezepte zusammen und bedienen Sie sich dabei bei den für Ihren Typ geeigneten Nahrungsmitteln.

Endiviensalat mit Pfirsich

Für 1 Portion 1 kleiner Kopf Endiviensalat | 1 Pfirsich | 1 EL Walnüsse | 1 EL Olivenöl | 1 EL Weißweinessig | Salz | frisch gemahlener Pfeffer | 1 Dinkelbrötchen

1 Den Salat putzen, waschen, einmal halbieren und in Streifen schneiden, vorher den Strunk entfernen. Den Pfirsich waschen, halbieren, den Kern entfernen, vierteln und in dünne Streifen schneiden. Mit dem Salat in eine Schüssel geben.
2 Die Walnüsse grob hacken und über die Salatmischung streuen.
3 Für das Dressing Olivenöl, Weißweinessig, Salz und Pfeffer vermischen und über den Salat geben. Mit Dinkelbrötchen servieren.

VARIANTE: Statt Pfirsich schmecken auch Aprikosen oder Nektarinen sowie Mango oder Orange.

Feldsalat mit scharfer Mango-Avocado-Salsa

Für 1 Portion 100 g Feldsalat | 1 Limette | ½ Mango | ½ Avocado | ¼ TL Chiliflocken | 1 EL Olivenöl | Salz | frisch gemahlener Pfeffer | 1 EL Basilikum | 1 Scheibe Vollkornbrot

1 Den Feldsalat putzen, waschen und trocken schütteln. Die Limette halbieren und auspressen.
2 Mango und Avocado schälen, vom Kern befreien und in Würfel schneiden. Beides in eine Schüssel geben. Limettensaft, Chiliflocken und Olivenöl vorsichtig daruntermischen, salzen und pfeffern.
3 Basilikum waschen, trocken schütteln und klein hacken.
4 Den Feldsalat auf einem Teller anrichten, die Mango-Avocado-Salsa darübergeben. Mit Basilikum garnieren und mit Vollkornbrot servieren.

TIPP
Als Low-Protein-Typ haben Sie vermutlich selten Verlangen nach einer Zwischenmahlzeit. Sollte Sie dennoch zwischendurch der Hunger überkommen, stillen Sie ihn nicht mit Süßigkeiten, sondern lieber mit einem Salat. Auch frisches oder getrocknetes Obst und Gemüsesticks sind ideal.

Asiatischer Nudelsalat mit Paprika und Minze

Für 1 Portion Salz | 85 g Sobanudeln (Buchweizennudeln aus dem Asialaden) | 1 rote Paprika | 1 walnussgroßes Stück Ingwer | 1 Frühlingszwiebel | 1 EL Cashewkerne | 1 EL Sojasauce | 1 EL Walnussöl | 3–4 EL Limettensaft | 1 TL Akazienhonig | 1 EL Minzeblätter

1 Reichlich Salzwasser zum Kochen bringen. Die Sobanudeln ca. 5 Minuten kochen, anschließend kurz mit kaltem Wasser abschrecken.

2 Die Paprikaschote waschen und in feine Streifen schneiden. Den Ingwer schälen und in feine Würfel schneiden. Die Frühlingszwiebel waschen und in feine Ringe schneiden. Die Cashewkerne klein hacken.

3 In einer kleinen Schüssel Sojasauce, Walnussöl, Ingwer, Limettensaft und Honig vermischen.

4 In einer großen Schüssel Sobanudeln, Paprika und Frühlingszwiebeln vermischen, Sauce und Cashewkerne darübergeben und mit Minzeblättern garnieren.

Hauptgerichte

Grundlage für die Hauptgerichte bilden kohlenhydratreiche Nahrungsmittel wie Nudeln, Kartoffeln, Reis und Getreide. Kombiniert mit Gemüse, Salat und Kräutern zaubern Sie damit köstliche Gerichte. Verwenden Sie gute pflanzliche Öle wie Raps- und Olivenöl. Nach einer Woche können Sie in Ihren Speiseplan wieder vermehrt mageres Fleisch wie Geflügel, Fisch und Meeresfrüchte sowie Milchprodukte wie Käse und Joghurt aufnehmen.

Gefüllte Aubergine

Für 1 Portion 1 Aubergine (ca. 250 g) | 1 Knoblauchzehe | 1 Zwiebel | ½ rote Chilischote | 1 gelbe Paprika | 80 g Cherry-Tomaten | 2 EL Petersilie | 3 EL Olivenöl | Salz | frisch gemahlener Pfeffer | 40 g Couscous | 1 TL abgeriebene Zitronenschale

1 Den Ofen auf 200 °C vorheizen.

2 Die Aubergine waschen, putzen und halbieren. Mit einem Löffel vorsichtig das Fruchtfleisch so weit entfernen, dass ein Rand von ca. 1 cm bleibt. Das Fruchtfleisch in ca. 1 cm große Würfel schneiden.

3 Knoblauch und Zwiebel häuten und in kleine Würfel schneiden. Chilischote in feine Streifen schneiden. Paprika waschen, putzen und in 1 cm große Würfel schneiden. Cherry-Tomaten waschen und vierteln. Petersilie waschen, trocken schütteln und klein hacken.

4 In einer Pfanne 2 EL Olivenöl erhitzen, Zwiebeln und Knoblauch darin glasig andünsten. Chili, Paprika und Auberginenwürfel zugeben. Mit Salz und Pfeffer würzen und 6 bis 8 Minuten braten. Bei Bedarf noch etwas Olivenöl zugeben. Die Pfanne beiseite stellen.

5 Couscous in einen Topf geben, mit 80 ml heißem Wasser übergießen, den Deckel darauflegen und 5 Min ziehen lassen. Mit einer Gabel auflockern. 1 EL Olivenöl, Zitronenschale und Petersilie zugeben. Mit Salz würzen. Gemüse und Tomaten untermischen.

6 Eine ofenfeste Form mit Olivenöl ausstreichen, die ausgehöhlten Auberginenhälften mit dem Gemüse füllen und in die Form geben. Mit Aluminiumfolie bedecken und ca. 20 bis 25 Minuten backen. Die Folie abnehmen und weitere 20 Minuten goldbraun backen.

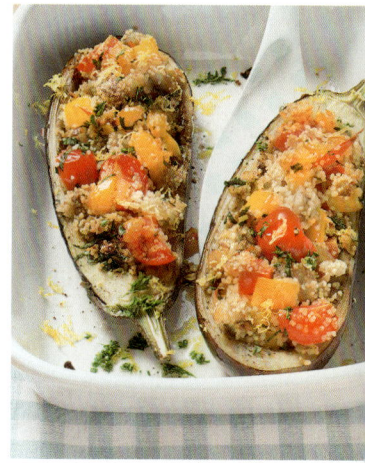

Frisch aus dem Ofen schmeckt's am besten: Aubergine gefüllt mit Paprika, Cherry-Tomaten und Couscous.

Orientalische Kartoffelpfanne

Für 1 Portion 180 g Kartoffeln | Salz | 100 g Zucchini | 1 kleine Schalotte | 1 Stange Lauch | ½ TL Koriandersamen (aus dem Asialaden) | 1 EL Olivenöl | ½ TL gemahlener Kreuzkümmel | ¼ TL Chiliflocken | Pfeffer | 1 EL Koriandergrün

1 Die Kartoffeln waschen, in Salzwasser etwa 15 Minuten kochen.

2 Die Zucchini waschen, die Enden abschneiden, halbieren und in Scheiben schneiden. Die Schalotte häuten und in kleine Würfel schneiden. Den Lauch gründlich waschen, putzen und in Ringe schneiden. Die Koriandersamen in einem Mörser zerstoßen.

3 In einer Pfanne das Olivenöl erhitzen und die Schalotten darin glasig andünsten. Koriandersamen, Kreuzkümmel, Chiliflocken, Lauch und Zucchini dazugeben und ca. 5 Minuten dünsten.

4 Inzwischen die Kartoffeln pellen und in Scheiben schneiden, in die Pfanne geben und mit Salz und frisch gemahlenem Pfeffer würzen. Das Ganze nochmals ca. 4 bis 5 Minuten braten.

5 Das Koriandergrün waschen, trocken schütteln, klein hacken und über die orientalische Kartoffelpfanne streuen.

Limettenreis mit grünem Gemüse

Für 1 Portion 60 g Naturreis | 1 Limette | ½ Knoblauchzehe | 1 kleine Zwiebel | 1 walnussgroßes Stück Ingwer | 50 g Zuckerschoten | 100 g Brokkoli | Salz | 1 EL Rapsöl | 50 g Erbsen (tiefgekühlt oder frisch) | 1 EL Sojasauce | 1 TL Sesamsamen

---

GRÜNES GEMÜSE

Grünes Gemüse enthält viel Magnesium, das die Kontrolle des Blutzuckergehaltes im Körper verbessert.

---

1 Den Reis nach Packungsanleitung in ca. 40 Minuten gar kochen.
2 Die Limette heiß abwaschen. Von einer Hälfte die Schale vorsichtig abreiben. Die Limette halbieren und auspressen. Beides beiseite stellen.
3 Knoblauch, Zwiebel und Ingwer schälen und in feine Würfel schneiden. Von den Zuckerschoten die Enden abschneiden.
4 Den Brokkoli waschen, in Röschen zerteilen und ca. 3 bis 4 Minuten in Salzwasser kochen.
5 Rapsöl in einer Pfanne erhitzen, Knoblauch, Zwiebel und Ingwer ca. 2 bis 3 Minuten scharf anbraten, Zuckerschoten und Erbsen dazugeben und weitere 3 Minuten garen. Mit Sojasauce und Limettensaft würzen. Brokkoli und Sesam dazugeben. Kurz schwenken.
6 Die Limettenschale unter den Reis mischen und mit Gemüse servieren.

Weizentortilla gefüllt mit Guacamole und Gemüse

Für 1 Portion 2 Weizentortillas | ½ Chilischote | ½ Avocado | Saft ½ Zitrone | Salz | frisch gemahlener Pfeffer | 1 Schalotte | 1 rote Paprika | ½ Aubergine | 2 EL Olivenöl | 2 Salatblätter

1 Die Weizentortillas etwa 5 Minuten bei 180 °C im Ofen erwärmen.
2 Die Chilischote von den Kernen befreien und klein schneiden. Die Avocado schälen, vom Kern befreien und in einer Schüssel mit der Gabel zerdrücken. Mit Zitronensaft, Salz, frisch gemahlenem Pfeffer und Chilischote würzen. Die Guacamole beiseite stellen.
3 Die Schalotte häuten und in kleine Würfel schneiden. Paprika und Aubergine waschen, putzen und in kleine Würfel schneiden.
4 In einer beschichteten Pfanne Olivenöl erhitzen und die Schalotten darin glasig dünsten. Paprika und Aubergine dazugeben und bei starker Hitze ca. 5 bis 6 Minuten scharf anbraten. Salzen und pfeffern.
5 Die Tortillas mit Guacamole bestreichen, mit je einem Salatblatt belegen, das Gemüse darauf verteilen, zusammenrollen und servieren.

Spaghetti mit Artischockenherzen

Für 1 Portion 100 g Spaghetti | 1 Schalotte | 100 g Cherry-Tomaten | 1 TL frische Thymianblättchen | 2 EL Olivenöl | Salz | frisch gemahlener Pfeffer | 3 Artischockenherzen aus der Dose

1 Die Spaghetti nach Packungsanleitung kochen.
2 Die Schalotte häuten und in feine Würfel schneiden. Cherry-Tomaten waschen und vierteln. Thymian waschen und klein hacken.
3 In einer Pfanne das Olivenöl erhitzen und die Schalotte darin glasig andünsten. Die Tomaten dazugeben, mit Salz und Pfeffer würzen und 3 Minuten garen.
4 Die Artischocken vierteln, in die Pfanne geben und weitere 2 Minuten fertiggaren. Spaghetti unterrühren und mit Thymian servieren.

TIPP

Mit den restlichen Artischocken aus der Dose können Sie sich einen köstlichen Salat zubereiten: Die Artischockenherzen vierteln, 1 EL Olivenöl zugeben, salzen und pfeffern, mit Zitronensaft abschmecken und ein paar frische Thymianblättchen darübergeben. Mit geröstetem Brot servieren.

Dinkelnudeln mit scharfer Tomaten-Salsa

Für 1 Portion 1 EL Pinienkerne | 100 g Dinkelnudeln | Salz | 1 Knoblauchzehe | 60 g getrocknete Tomaten | 100 g Cherry-Tomaten | 2 EL Petersilie | 1 EL Olivenöl | ¼ TL Chiliflocken | frisch gemahlener Pfeffer

1 Die Pinienkerne in einer beschichteten Pfanne kurz anrösten und beiseite stellen.
2 Die Dinkelnudeln in reichlich Salzwasser nach Packungsanleitung kochen.
3 Inzwischen den Knoblauch schälen und fein würfeln. Die getrockneten Tomaten klein schneiden. Die Cherry-Tomaten waschen und vierteln. Die Petersilie waschen, trocken schütteln und klein hacken.
4 In einer Pfanne Olivenöl erhitzen, Knoblauch und Chiliflocken hineingeben und kurz anbraten. Cherry-Tomaten dazugeben und 2 Minuten anbraten, dann getrocknete Tomaten zugeben und weitere 2 Minuten braten.
5 Das Ganze mit Salz und Pfeffer würzen, die Dinkelnudeln untermischen. Mit Petersilie und Pinienkernen servieren.

Dinkelnudeln liefern komplexe Kohlenhydrate, die scharfe Tomaten-Salsa kurbelt den Stoffwechsel an.

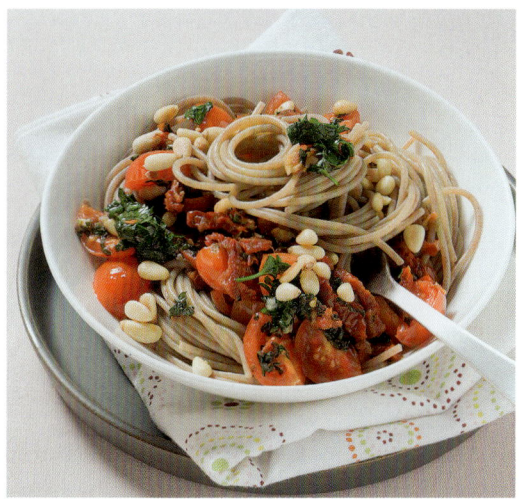

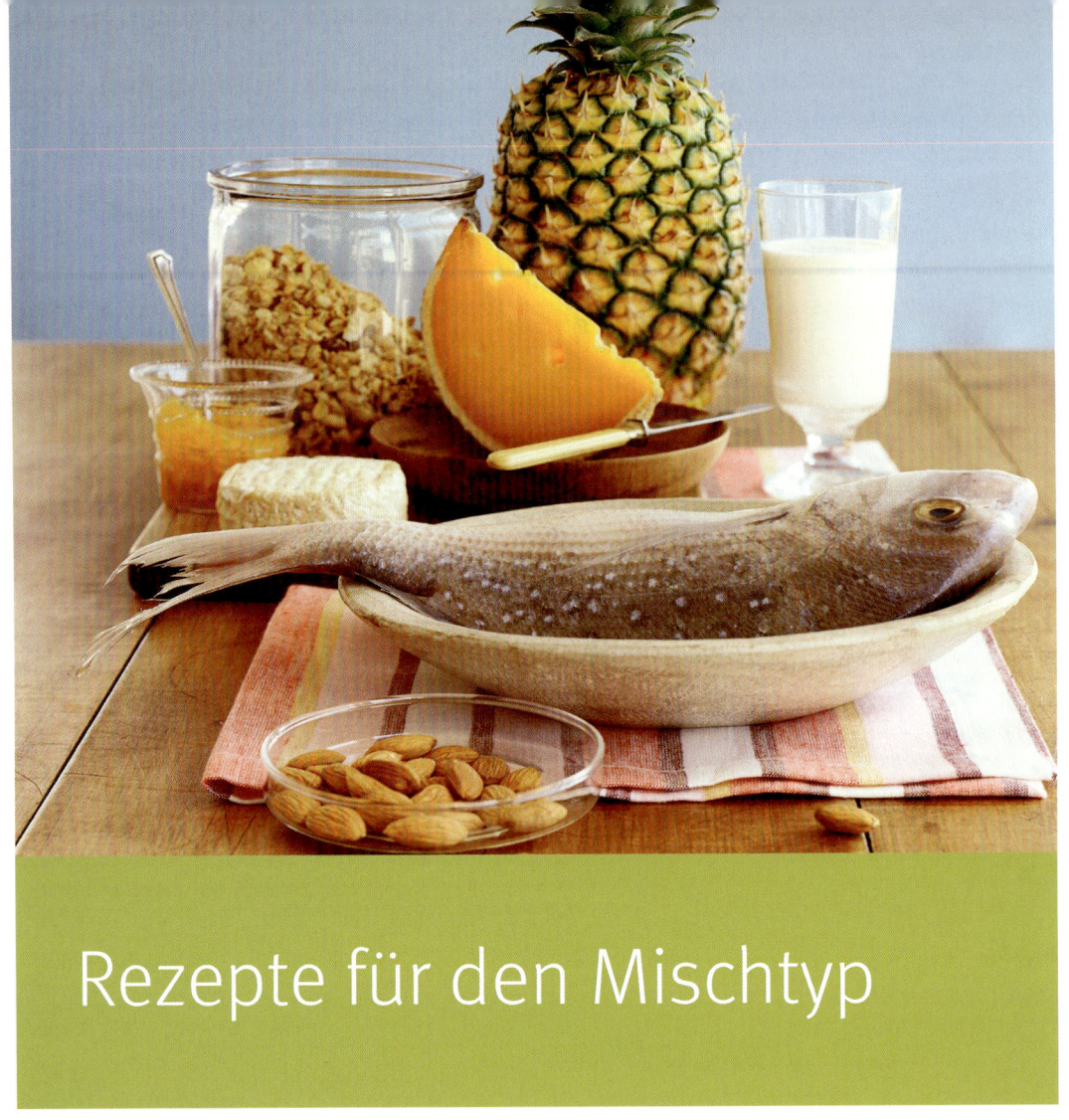

Rezepte für den Mischtyp

Auf den folgenden Seiten finden Sie Gerichte für den Mischtyp, die sich einfach und ohne großen Aufwand zubereiten lassen. Wie Sie inzwischen wissen, bilden sowohl Eiweiße als auch Kohlenhydrate die Grundlage Ihrer Ernährung. Das bedeutet, dass Sie es bei der Auswahl der Rezepte am einfachsten haben, denn Sie müssen auf nichts verzichten und können sich bei allen Nahrungsmitteln bedienen. Achten Sie dabei auf ein ausgewogenes Verhältnis der einzelnen Nährstoffe. Ernähren Sie sich maßvoll und meiden Sie einfache Kohlenhydrate, so entstehen keine Heißhungerattacken und Sie können langfristig Ihr Körpergewicht reduzieren und halten. Wenn Sie sich entsprechend Ihrem Typ ernähren, werden Sie feststellen, dass Ihr Stoffwechsel optimal arbeitet und Sie sich leistungsfähiger fühlen. Sie können auf der Basis der folgenden Anregungen auch eigene Rezepte kreieren. Beachten Sie dabei: Falls Sie nahe an der Grenze zum Low-Carb-Typ liegen, sollten Sie bei den Rezepten den Eiweißanteil (siehe Seite 75) erhöhen, liegen Sie an der Grenze zum Low-Protein-Typ, so erhöhen Sie den Kohlenhydratanteil (siehe Seite 80).

TIPP

Sofern Sie mit der Punktzahl Ihres Testergebnisses am Übergang zum Low-Carb- oder zum Low-Protein-Typ liegen, können Sie sich auch an den Rezeptvorschlägen für den jeweiligen Typ orientieren (siehe ab Seite 89 und ab Seite 97).

Frühstück

Als Mischtyp können Sie schon beim Frühstück aus dem Vollen schöpfen. Zum einen stehen Ihnen Brot und Brötchen sowie Müsli und Getreideprodukte zur Verfügung. Zum anderen können Sie aus einer Fülle an Milchprodukten wählen, wie zum Beispiel Joghurt, Quark, Hüttenkäse (körniger Frischkäse), Buttermilch, Kefir, Dickmilch oder Sojamilch. Bevorzugen Sie immer die Naturvarianten, diese sind nicht mit Zucker angereichert. Mischen Sie auch Ihr Müsli am besten selbst, denn viele Fertigprodukte sind leider übermäßig gezuckert.

Kombinieren Sie Ihr Frühstück mit frischem Obst, Gemüse oder Kräutern, je nachdem, ob Sie die süße oder pikante Variante bevorzugen. Auch Nüsse stehen Ihnen zur Auswahl, denn diese versorgen Sie mit gesunden Fetten.

Baby-Ananas mit Joghurt und Mandeln

Für 1 Portion 2 EL gehackte Mandeln | 1 TL Kokosflocken | 1 Baby-Ananas | 150 g Naturjoghurt | 1 TL Akazienhonig | 2 EL Amaranth, gepoppt und ungesüßt

1 Die Mandeln hacken und zusammen mit den Kokosflocken kurz in einer trockenen Pfanne rösten.

2 Die Ananas schälen und in kleine Würfel schneiden. Den Naturjoghurt mit dem Honig, der Ananas und dem Amaranth verrühren. Mit gerösteten Mandeln und Kokosflocken bestreuen.

SEIDENTOFU

Seidentofu ist von seiner Konsistenz her mit Pudding vergleichbar, daher eignet er sich besonders für Süßspeisen. Er liefert viele B-Vitamine, die den Stoffwechsel ankurbeln.

Beeren-Smoothie

Für 1 Portion 85 g Seidentofu (aus dem Asialaden oder Bioladen) | 120 g tiefgekühlte Himbeeren | 125 ml Cranberrysaft | 1 TL Akazienhonig | 2 EL Instant-Haferflocken | Minzblatt zum Garnieren

1 Seidentofu, Himbeeren, Cranberrysaft, Honig und Instant-Haferflocken in einem Mixer pürieren.
2 Mit einem Minzblatt garnieren und servieren.

Vollkornbrot mit Krabbenquark

Für 1 Portion 40 g Nordseekrabben | 1 EL Dill | ½ TL Zitronensaft | 100 g Magerquark | Salz | frisch gemahlener Pfeffer | ½ rote Paprika | 2 Scheiben Vollkornbrot

1 Die Krabben kurz abbrausen und abtropfen lassen. Den Dill waschen, trocken schütteln und fein hacken.
2 Krabben, Zitronensaft, Magerquark und Dill vermischen, mit Salz und Pfeffer würzen. Paprika waschen, putzen, in Streifen schneiden.
3 Die Brotscheiben damit bestreichen und mit Paprika belegen.

Omelette mit Blattspinat und Hüttenkäse versorgt den Körper mit reichlich Eiweiß und Kalzium.

Omelette mit Blattspinat und Hüttenkäse

Für 1 Portion 100 g Tiefkühl-Blattspinat | ½ Zwiebel | 2 Eier | Salz | Pfeffer | 1 TL Olivenöl | 50 g Hüttenkäse (körniger Frischkäse) | 1 EL geriebener Parmesan | 1 Scheibe Leinsamenbrot

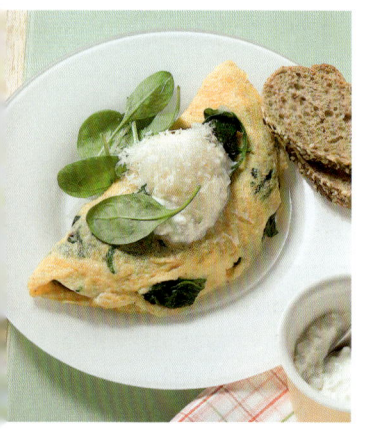

1 Den Spinat auftauen lassen. Die Zwiebel in kleine Würfel schneiden. Die Eier in einer Schüssel aufschlagen und verquirlen, mit Salz und frisch gemahlenem Pfeffer würzen.
2 In einer Pfanne Olivenöl erhitzen, die Zwiebeln glasig andünsten, den Spinat zugeben und ca. 2 Minuten dünsten, die Eier dazugeben und leicht rühren, bis die Masse stockt. Die Hitze reduzieren.
3 Mit einem Kochlöffel die Omelette vom Pfannenrand lösen und die Pfanne leicht rütteln. Sobald die Unterseite goldbraun ist, wenden und kurz weitergaren. Hüttenkäse und Parmesan darübergeben.
4 Die Omelette auf einen Teller gleiten lassen, in der Mitte zusammenklappen und mit dem Leinsamenbrot servieren.

Salate und kleine Gerichte

Die folgenden Rezepte eignen sich für den kleinen Hunger zwischendurch ebenso wie als leichte Abendgerichte. Kreieren Sie Ihre eigenen Rezepte und wählen Sie aus den für Ihren Typ passenden Nahrungsmitteln.

Büffel-Mozzarella mit Parmaschinken und Rucola-Tomaten-Salat

Für 1 Portion 125 g Büffel-Mozzarella | 2 Scheiben Parmaschinken | 80 g Rucolasalat | 60 g Cherry-Tomaten | 1 EL Olivenöl | 1 EL Balsamessig | Salz | frisch gemahlener Pfeffer | 1 Scheibe Vollkornbrot

1 Den Ofen auf 225 °C vorheizen (er muss wirklich heiß sein!).
2 Die Büffel-Mozzarella mit dem Parmaschinken gut umwickeln und auf ein Grillgitter in den Ofen geben, ca. 10 Minuten grillen.
3 Inzwischen den Rucola verlesen und waschen. Die Cherry-Tomaten waschen und halbieren. Olivenöl und Balsamessig über den Rucola-Tomaten-Salat geben, mit Salz und Pfeffer würzen.
4 Den Salat mit dem Parmaschinken-Mozzarella und dem Vollkornbrot servieren.

Quinoa-Salat mit Landgurke und Petersilie

Für 1 Portion 40 g Quinoa | 1 kleine Landgurke (ca. 100 g) | 1 kleine rote Zwiebel | 1 EL glatte Petersilie | 125 g körniger Frischkäse | 1 EL Weißweinessig | 1 EL Olivenöl | Salz | frisch gemahlener Pfeffer

1 Den Quinoa gründlich waschen und in einem Topf mit 100 ml Wasser zum Kochen bringen. Mit geschlossenem Deckel auf kleiner Stufe ca. 15 Minuten köcheln lassen, bis der Quinoa zart ist. Eventuell überschüssiges Wasser abgießen. In eine Schüssel geben und auskühlen lassen.
2 Die Gurke waschen, schälen und längs halbieren. In dünne Scheiben schneiden. Die Zwiebel häuten und in feine Würfel schneiden. Die Petersilie waschen, trocken schütteln und fein hacken.
3 Quinoa mit körnigem Frischkäse, Weißweinessig, Olivenöl, Salz und frisch gemahlenem Pfeffer marinieren. Zwiebel und Gurke untermischen und mit Petersilie garnieren.

TIPP

Normalerweise reichen dem Mischtyp drei Mahlzeiten am Tag. Wenn Sie trotzdem zwischendurch Hunger haben, probieren Sie es mit einem Salat oder Gemüsesticks. Auch Nüsse, Obst, Trockenobst, Quark oder ein Joghurt helfen, den Hunger zu stillen.

QUINOA

Diese Getreideart liefert nicht nur besonders viel hochwertiges Eiweiß. Quinoa enthält auch reichlich Kalzium und Magnesium. Beide Mineralstoffe aktivieren den Stoffwechsel.

Fenchelsalat mit Orangenfilets

Für 1 Portion 1 Knolle Fenchel | 1 Orange | $\frac{1}{2}$ Zitrone | 100 g Naturjoghurt | Salz | frisch gemahlener Pfeffer | 1 EL Walnüsse

1 Die Fenchelknolle waschen, putzen, halbieren und den Strunk entfernen. Fenchel in feine Streifen schneiden und auf einem Teller anrichten. Das Grün klein hacken und beiseite stellen.
2 Die Orange schälen und das Fruchtfleisch aus den Segmenten lösen. Die Orangenstücke auf den Fenchel geben.
3 Die Zitrone auspressen. Für das Dressing Joghurt und Zitronensaft mischen, salzen und pfeffern und über den Salat geben. Die Walnüsse klein hacken und darüberstreuen. Mit dem Fenchelgrün garnieren.

Hauptgerichte

Grundlage für die Hauptgerichte bilden zum einen kohlenhydratreiche Nahrungsmittel (Nudeln, Kartoffeln, Reis und Getreide wie Couscous, Amaranth oder Quinoa), zum anderen Fleisch, Fisch oder Meeresfrüchte, die ausreichend tierisches Eiweiß liefern. Pflanzliche Eiweiße finden Sie in Hülsenfrüchten, wie Bohnen, Linsen, Erbsen, Kichererbsen, Kidneybohnen und Tofu. Kombinieren Sie diese mit reichlich Gemüse, Salat und frischen Kräutern.

Scharfes Huhn mit Rucola-Nudelsalat

Für 1 Portion 70 g Fusilli oder Farfalle | Salz | 1 Hähnchenbrustfilet (ca. 100 g) | frisch gemahlener Pfeffer | $\frac{1}{2}$ TL Cayenne-Pfeffer | 2 EL Olivenöl | 50 g Cherry-Tomaten | 30 g Rucola | 1 Frühlingszwiebel | 1 EL Parmesan | 1 TL Zitronenöl

1 Die Nudeln in Salzwasser bissfest kochen, kurz abkühlen lassen.
2 Hähnchenbrustfilet waschen und mit Küchenkrepp trocken tupfen. Auf beiden Seiten salzen, pfeffern und mit Cayenne-Pfeffer einreiben. In einer Pfanne 1 EL Olivenöl erhitzen, das Fleisch von beiden Seiten scharf anbraten und noch ca. 10 Minuten weitergaren.
3 Inzwischen die Cherry-Tomaten waschen und vierteln. Den Rucola verlesen, waschen und trocken schütteln. Die Frühlingszwiebel waschen, putzen und in Ringe schneiden. Den Parmesan grob raspeln.

4 Gemüse unter die Nudeln mischen, 1 EL Olivenöl und 1 TL Zitronenöl dazugeben, salzen und pfeffern und alles verrühren. Mit Parmesan bestreuen. Hähnchenbrust mit dem Nudelsalat servieren.

Möhren aus dem Ofen

200 g Möhren, am besten Frühlingsmöhren mit Grün | Salz | frisch gemahlener Pfeffer | 2 EL Olivenöl | 1 TL Akazienhonig

1 Den Ofen auf 200 °C vorheizen.
2 Die Möhren putzen, schälen und längs halbieren, bei Frühlingsmöhren das Grün nicht entfernen. Auf ein Backblech geben, salzen, pfeffern und mit Olivenöl beträufeln. Im Ofen ca. 30 Minuten rösten.
3 Zum Servieren mit Akazienhonig beträufeln. Die Möhren sind eine ideale Beilage zu vielen Fleisch- und Fischgerichten.

Mangold-Couscous mit Schafskäse, Rosinen und Pinienkernen

Für 1 Portion 1 EL Pinienkerne | 1 Schalotte | 200 g Mangold | 2 EL Olivenöl | Salz | frisch gemahlener Pfeffer | 1 EL Rosinen | 40 g Couscous | 40 g Schafskäse

Mangold-Couscous mit Schafskäse, Rosinen und Pinienkernen versorgt Sie mit dem optimal Mix an Eiweiß und Kohlenhydraten.

1 In einer Pfanne die Pinienkerne ohne Fett anrösten und dann beiseite stellen.
2 Die Schalotte häuten und klein würfeln. Den Mangold putzen und waschen. Die Stiele am Blattansatz abschneiden und in kleine Würfel schneiden. Die Blätter halbieren und in ca. 1 cm feine Streifen schneiden.
3 In einer Pfanne 1 EL Olivenöl erhitzen, die Zwiebeln und Mangoldstiele ca. 5 bis 6 Minuten darin andünsten. Dann die Mangoldblätter dazugeben und weitere 6 Minuten dünsten. Mit Salz und Pfeffer würzen. Anschließend Rosinen dazugeben und noch 2 Minuten gar braten.
4 Inzwischen in einem Topf 80 ml Wasser zum Kochen bringen. ½ TL Salz und Couscous dazugeben. Den Deckel auf den Topf geben, vom Herd nehmen und 5 Minuten ziehen lassen.
5 Couscous mit einer Gabel auflockern, 1 EL Olivenöl und Mangold mit Rosinen dazugeben und alles vermischen. Schafskäse darüberkrümeln, mit Pinienkernen bestreuen und mit Pfeffer würzen.

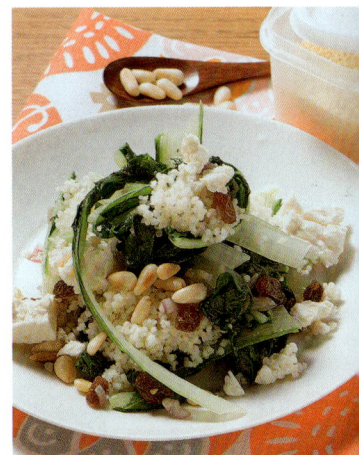

Scharfer Kürbis aus dem Ofen mit Ricotta und Nudeln

Für 1 Portion ½ TL Koriandersamen | ½ TL Fenchelsamen | ½ getrocknete Chilischote | ¼ TL Zimt | 160 bis 180 g Hokkaido oder Butternusskürbis | Salz | Pfeffer | 2 EL Olivenöl | 100 ml Gemüsebrühe | 100 g Ricotta | 80 g Tortiglioni oder Penne | 2 bis 3 Salbeiblätter

TIPP

Mit übrig gebliebenem Ricotta lässt sich ein leckerer Brotaufstrich zum Frühstück zaubern: Ricotta mit 1 EL Orangensaft und 1 EL Akazienhonig geschmeidig rühren, auf ein Vollkornbrötchen streichen und mit frischen Früchten wie Aprikosen oder Erdbeeren belegen.

1 Den Ofen auf 200 Grad Celsius vorheizen.
2 In einem Mörser Koriandersamen, Fenchelsamen und Chilischote zerstoßen und Zimt untermischen. Den Kürbis waschen und halbieren, die Kerne entfernen und in grobe Stücke schneiden (die Schale muss beim Butternusskürbis entfernt werden). Mit der Gewürzmischung überziehen, salzen und pfeffern. In eine ofenfeste Form geben, mit 1 EL Olivenöl und der Gemüsebrühe übergießen, sodass der Kürbis bedeckt ist, und ca. 40 Minuten im Ofen backen.
3 In eine weitere ofenfeste Form den Ricotta geben, mit 1 EL Olivenöl übergießen, salzen und pfeffern und ebenfalls ca. 40 Minuten im Ofen backen.
4 Inzwischen die Nudeln bissfest kochen und auf einen Teller geben.
5 Den Kürbis mit einer Gabel zerdrücken und die Nudeln untermischen. Den Ricotta darübergeben und mit Salbei servieren.

Gemüse-Curry mit Garnelen

Für 1 Portion 50 g Basmatireis | ½ oder 1 kleine Zwiebel | 1 Knoblauchzehe | 1 gelbe Paprika | 50 g Zuckerschoten | 1 Frühlingszwiebel | 1 walnussgroßes Stück Ingwer | 1 EL Rapsöl | ½ TL rote Thaicurrypaste (aus dem Asialaden) | 100 ml Kokosmilch | 60 g Garnelen | Salz | 1 EL Reisessig (aus dem Asialaden)

1 Den Reis nach Packungsanleitung zubereiten und zugedeckt stehen lassen.
2 Inzwischen Zwiebel und Knoblauchzehe häuten und in kleine Würfel schneiden. Paprika waschen, putzen und in 1 cm große Stücke schneiden. Von den Zuckerschoten die Enden abschneiden. Die Frühlingszwiebel waschen, putzen und in feine Ringe schneiden. Den Ingwer schälen und ebenfalls in kleine Würfel schneiden.

3 In einer Pfanne Öl erhitzen, Knoblauch, Ingwer und Zwiebel dazugeben und ca. 2 Minuten andünsten. Das restliche Gemüse hinzufügen, den Deckel auf die Pfanne geben und ca. 6 Minuten anbraten. Die Currypaste dazugeben und mit Kokosmilch aufgießen. Aufkochen lassen, anschließend die Hitze reduzieren.

4 Die Garnelen abspülen, in die Pfanne geben und ca. 4 Minuten mitgaren. Mit Salz und Reisessig würzen. Mit dem Reis servieren.

Mariniertes Lachsfilet mit Möhren aus dem Ofen
Für 1 Portion 3 cm Ingwer | 1 Limette | 1 EL Sojasauce | Salz | Pfeffer | 1 Lachsfilet (ca. 150 g) | 1 EL Olivenöl | 1 EL Korianderblätter

1 Den Ingwer schälen und fein schneiden, die Limette auspressen. Ingwer und Limettensaft mit Sojasauce mischen, salzen und pfeffern.

2 Das Lachsfilet waschen und trocken tupfen, in der Marinade zugedeckt 10 Minuten ziehen lassen.

3 In einer beschichteten Pfanne das Olivenöl erhitzen. Das Lachsfilet hineingeben und 3 Minuten braten. Anschließend wenden und weitere 3 Minuten braten. Den Deckel auf die Pfanne geben und von der Herdplatte nehmen. 5 Minuten nachziehen lassen.

4 Den Lachs auf einen Teller geben, mit Korianderblättern garnieren. Dazu passen Möhren aus dem Ofen (Rezept Seite 109).

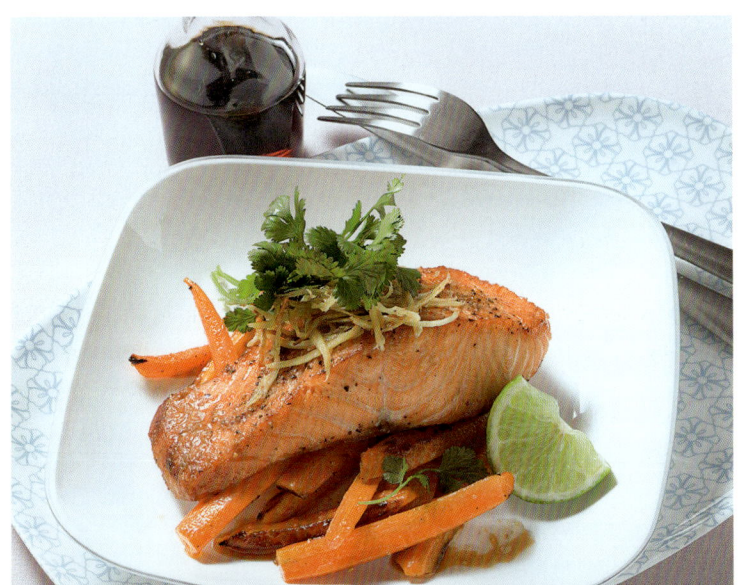

Ein Gericht, das wertvolle Omega-3-Fettsäuren liefert: mariniertes Lachsfilet mit Möhren aus dem Ofen.

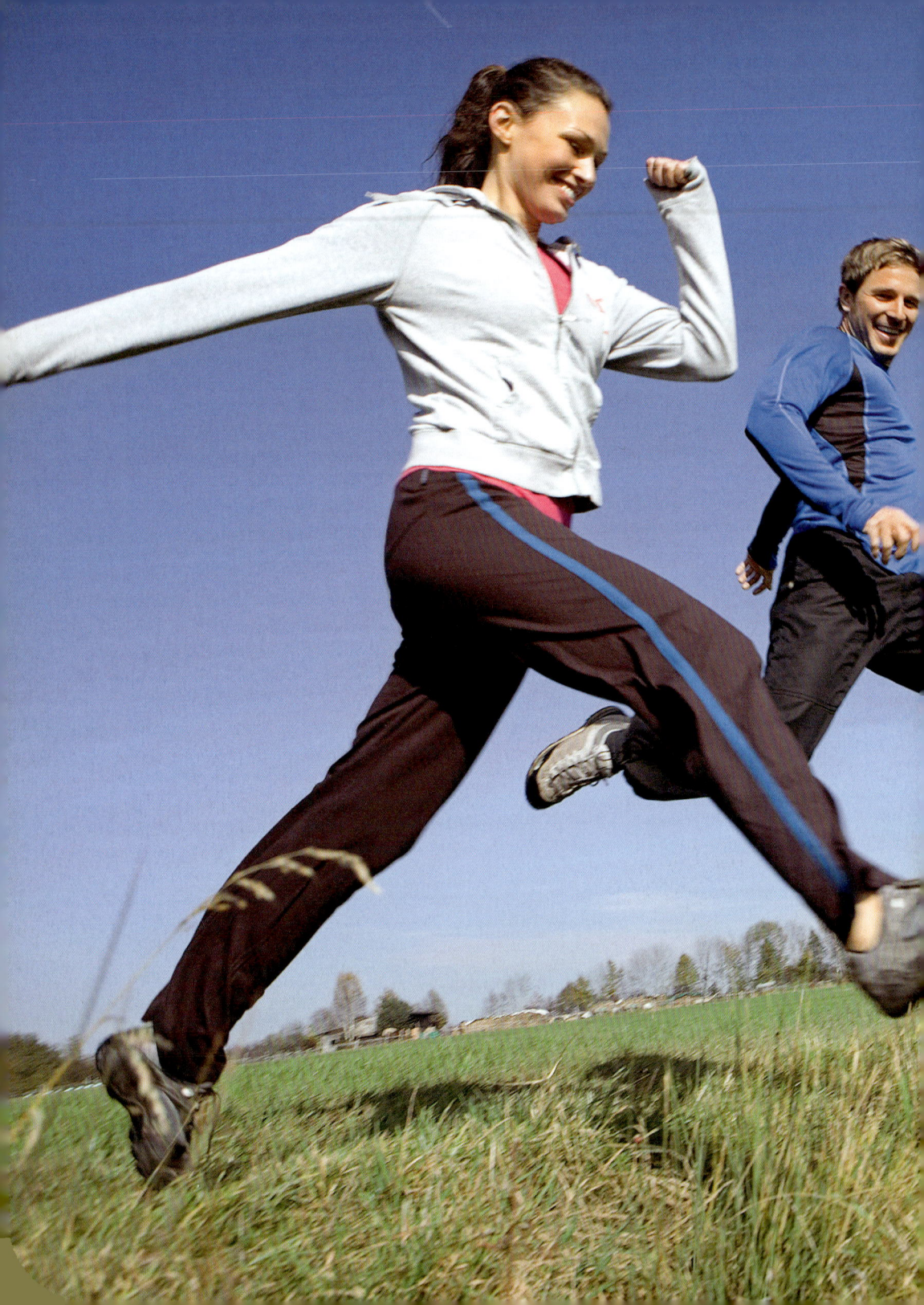

GESUND ABNEHMEN DURCH BEWEGUNG

Das Geheimnis jeder schlanken, straffen Figur ist Sport. Damit geben Sie Ihrem Stoffwechsel den entscheidenden Kick. Probieren Sie es aus – und bleiben Sie beweglich!

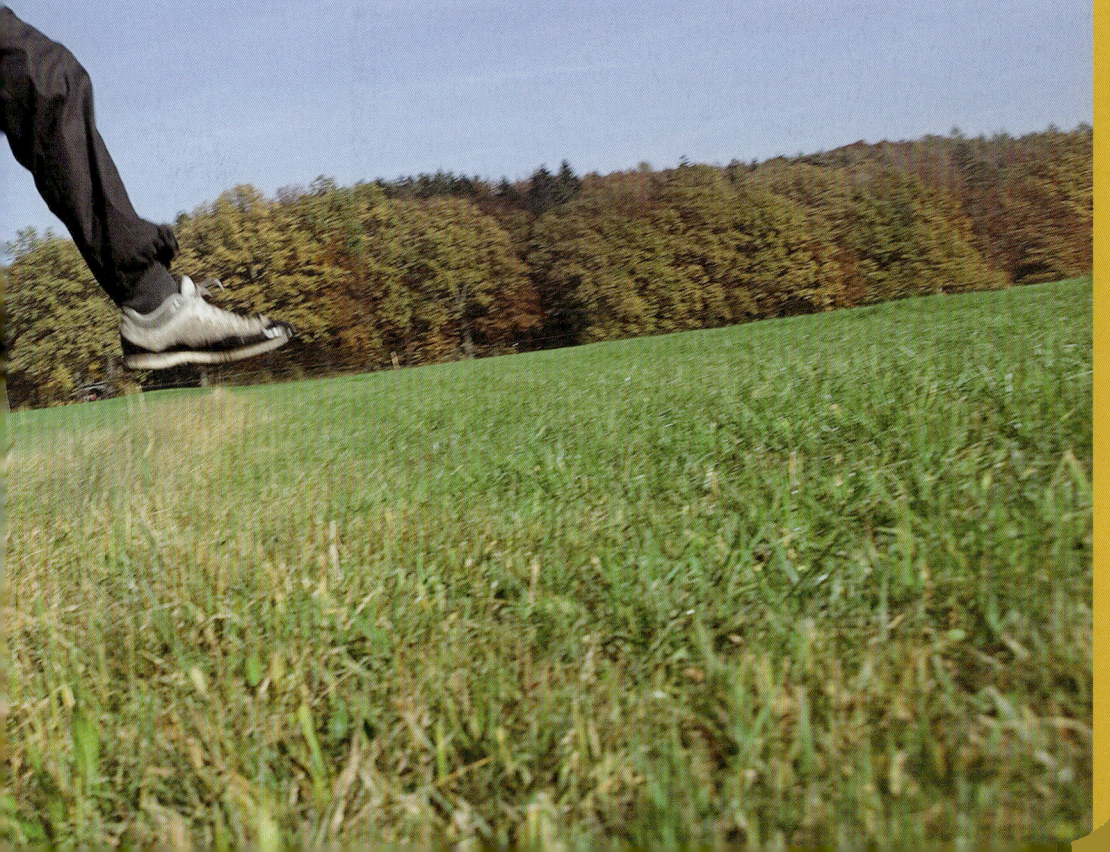

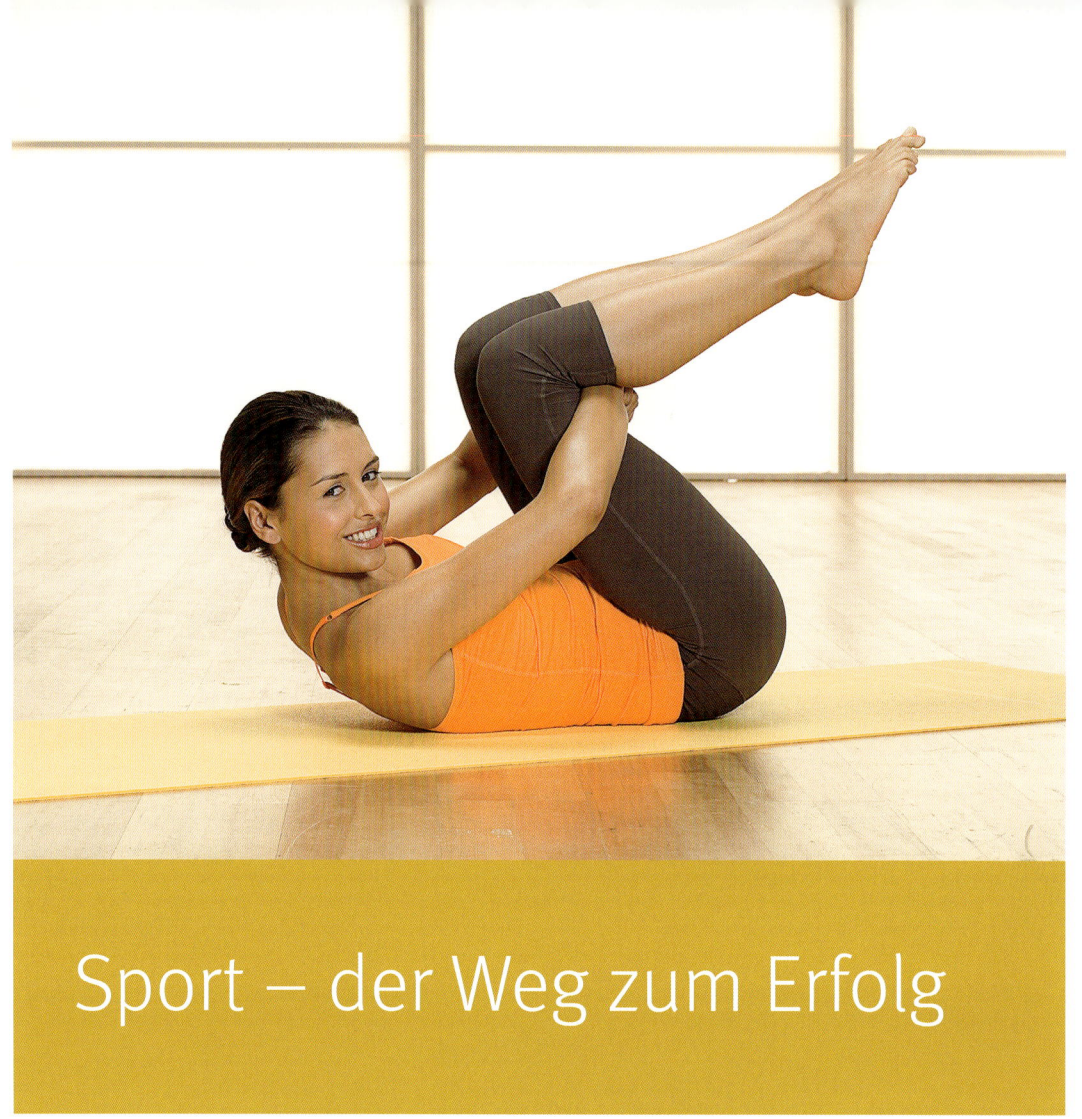

Sport – der Weg zum Erfolg

Sport verhilft Ihnen zum Wunschgewicht. Der Grund: Während einer Diät verliert man zwar Pfunde, aber diese stammen vorwiegend aus Muskelmasse, die abgebaut wird, da der Körper während einer Hungerphase auf die Eiweißreserven zurückgreift. So bringt Hungern zwar einen kurzfristigen Erfolg, doch langfristig führt es zum berüchtigten Jo-Jo-Effekt. Denn der Körper speichert umso größere Fettmengen, um für die nächste Hungerphase gerüstet zu sein. Abnehmen ist daher nur mit Sport effektiv möglich.

Bringen Sie Bewegung in Ihren Alltag

Abnehmen kann nur, wer mehr Kalorien verbraucht, als er zu sich nimmt. Mithilfe von Sport können Sie Ihren Stoffwechsel und damit Ihren Energieverbrauch anregen. Außerdem sorgt Sport für einen wohlgeformten Körper, für Stressabbau und gute Stimmung. Wenn Sie Bewegung täglich in Ihren Alltag integrieren, haben Sie schon einen wertvollen Anfang gemacht. Nehmen Sie statt des Aufzugs künftig konsequent die Treppen oder fahren Sie öfter mit dem Fahrrad statt mit dem Auto.

Beginnen Sie schon morgens mit einem kleinen Bewegungsprogramm. So starten Sie optimal in den Tag und kurbeln Ihren Stoffwechsel an. Gerade Yoga-Übungen sind als Morgentraining hervorragend geeignet. Auf den folgenden Seiten haben wir ein kleines Programm für Einsteiger zusammengestellt.

Auch Ausdauertraining und Kräftigungsübungen haben viele positive Effekte: Beim Ausdauersport wird das Herz-Kreislauf-System in Schwung gebraucht, die Fettverbrennung angekurbelt und das Immunsystem gestärkt. Bei den Kräftigungsübungen steht die Entwicklung und Verbesserung von Muskelkraft im Vordergrund. Entsprechende Anregungen finden Sie ab Seite 118.

WICHTIG

Auch wenn manche Yoga-Übungen leicht zu erlernen sind, ersetzt dies keinen Yoga-Lehrer. Besuchen Sie nach Möglichkeit eine Yoga-Schule, um zu vermeiden, dass sich beim Üben Fehler einschleichen.

GU-ERFOLGSTIPP   AUSDAUER UND KRAFT KOMBINIEREN

Um effektiv abzunehmen, kombinieren Sie am besten Ausdauertraining und Kräftigungsübungen; das kurbelt Ihren Fettstoffwechsel an. Bei Ausdauertraining wie Nordic Walking oder Schwimmen verwertet Ihr Körper in der ersten Phase schnell verfügbare Kohlenhydrate, dann schaltet er auf Fettverbrennung um. Kräftigungsübungen (siehe ab Seite 118) verbessern Ihre Muskulatur und erhöhen Ihren Grundumsatz. So verbrennen Sie auch im Ruhezustand noch weiter Kalorien.

Verteilen Sie Ausdauer- und Kraftsport gleichmäßig über die Woche – je nach Typ mit unterschiedlicher Gewichtung: Für den Low-Protein-Typ sollte Ausdauersport im Vordergrund stehen, da der Körper dabei vor allem Energie in Form von Kohlenhydraten benötigt. Als Low-Carb-Typ sollten Sie häufiger Kräftigungsübungen durchführen, da Eiweiß eine bedeutende Rolle für den Muskelaufbau spielt. Beim Mischtyp sollten sich Ausdauer und Kraft die Waage halten.

Das Morgenprogramm

Starten Sie vitalisierend in den Tag. Die folgenden Übungen regen die Durchblutung des Körpers an und beleben die inneren Organe. Der Rücken wird für den Tag gestärkt, der Kreislauf angeregt und die Müdigkeit bekämpft. Doch beachten Sie: Bei Schmerzen der Wirbelsäule und Gelenke, bei anderen körperlichen Beschwerden oder wenn Sie schwanger sind, sollten Sie vorher Ihren Arzt fragen, welche Übungen Sie durchführen dürfen. Bevor Sie mit dem Übungsprogramm beginnen, legen Sie sich eine Matte auf dem Boden zurecht.

Entspannung an der Wand

›   Setzen Sie sich mit angewinkelten Beinen so nah wie möglich vor die Wand auf Ihre Matte. Das Gesicht zeigt zur Wand. Von dieser Position aus legen Sie sich auf den Rücken.

1 ›   Heben Sie die Beine senkrecht nach oben und stützen Sie sie dann mit den Fersen an der Wand ab. Verweilen Sie mehrere Minuten so.

Andreaskreuz

›   Legen Sie sich auf den Rücken und nehmen Sie die gestreckten Beine so weit wie möglich auseinander. Die Arme liegen schräg nach oben auf der Unterlage, sodass der Abstand zwischen den Händen ungefähr so groß ist wie zwischen den Füßen. Der Körper gleicht nun dem Buchstaben X.

›   Entspannen Sie sich und fühlen Sie die diagonalen Linien von der Ferse links zu den Fingerkuppen rechts und von der Ferse rechts zu den Fingerkuppen links.

›   Dehnen Sie aktiv zuerst die untere Körperhälfte und die Beine in den Raum, jeweils zweimal. Anschließend dehnen Sie den Oberkörper und die Arme in die entgegengesetzte Richtung, jeweils zweimal.

2 ›   Dehnen Sie sich zum Schluss gleichzeitig in beide Richtungen und fühlen Sie die Dehnung im ganzen Körper.

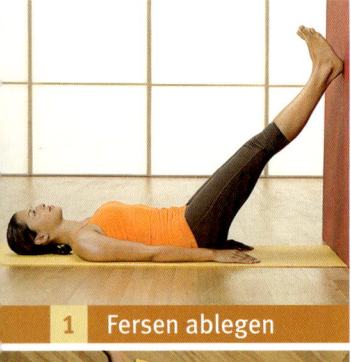

1 Fersen ablegen

2 X-Position

Halbe Heuschrecke

› Nehmen Sie die Bauchlage ein. Ihre Stirn liegt auf der Matte. Bilden Sie lockere Fäuste, die Sie mit Daumen und Zeigefinger neben den Oberschenkeln auf der Matte ablegen.

3 › Mit der Einatmung geben Sie Druck auf die Fäuste und heben, von den Zehen geführt, das gestreckte linke Bein nach oben. Heben Sie das gestreckte Bein nur so weit, dass sich das Becken nicht dreht und zur anderen Seite kippt. Mit der Ausatmung das Bein zurückführen. Zwei- bis dreimal wiederholen. Anschließend die Übung mit dem anderen Bein durchführen.

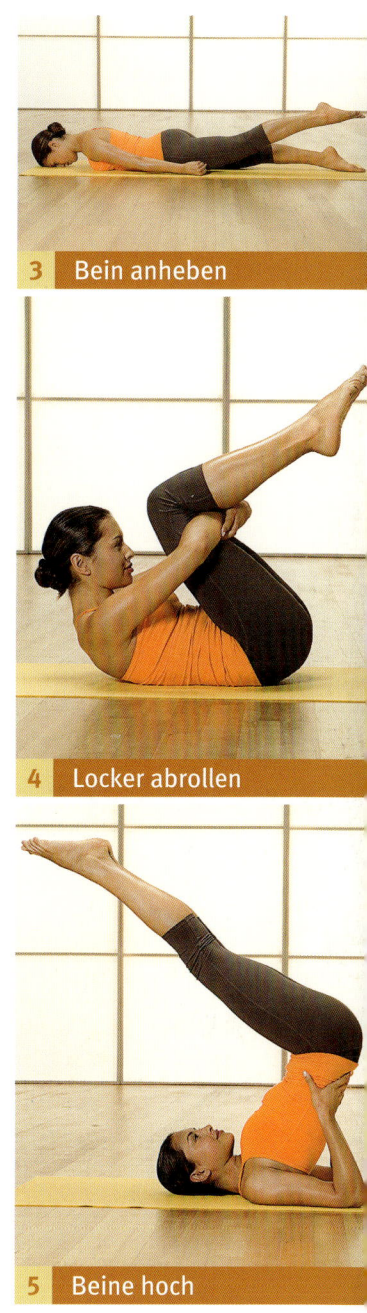

3 Bein anheben

Rückenrollen

› Legen Sie die Unterarme in die Kniebeugen und lassen Sie den Kopf so weit wie möglich zu den Knien sinken.

4 › Verlagern Sie Ihr Gewicht nach hinten und rollen Sie locker auf dem Rücken ab. Nutzen Sie den Schwung und rollen Sie wieder zurück in die Sitzhaltung. Halten Sie während des gesamten Bewegungsablaufs den Abstand zwischen Kopf und Knien so gering wie möglich. Führen Sie die Übung ca. 30 Sekunden lang durch.

4 Locker abrollen

Schrägstellung

› Legen Sie sich auf den Rücken. Die locker gestreckten Arme liegen neben dem Körper. Strecken Sie die Beine erst senkrecht nach oben und lassen Sie sie dann nach hinten über den Kopf in die Waagerechte sinken. Stützen Sie den Körper mit beiden Händen am Beckenrand ab, die Daumen zeigen nach vorn, die Oberarme stehen parallel zueinander.

5 › Heben Sie die Beine schräg nach oben an. Jetzt befinden Sie sich in der Schrägstellung. Bleiben Sie so lange in der Haltung, wie es Ihnen angenehm ist. Danach bewegen Sie den Körper wieder in die Rückenlage zurück.

› Kehren Sie nun zur Ausgangsübung »Entspannung an der Wand« zurück und verweilen Sie einige Minuten in dieser Haltung.

5 Beine hoch

Kräftigungsübungen

Im Folgenden sind Übungen für verschiedene Muskelgruppen zusammengestellt. Idealerweise trainieren Sie zweimal die Woche, jeweils einen Satz, das heißt acht bis zehn Wiederholungen. Fortgeschrittene können gleich mit 10 bis 15 Wiederholungen beginnen. Dann steigern Sie sich allmählich auf 15- bis 20-mal. Sollte Ihnen am Anfang ein ganzer Satz zu viel sein, so reduzieren Sie die Wiederholungen. Wichtig ist, dass Sie die Übungen exakt ausführen und nicht in eine Ausweichstellung fallen. So können Sie auch schneller Erfolge verzeichnen.

Für den Po

> Legen Sie sich auf den Rücken und stellen Sie die Beine angewinkelt hüftbreit auf. Legen Sie die Arme seitlich neben den Körper ab. Strecken Sie das linke Bein senkrecht nach oben, die Zehenspitze zeigt zur Decke.

1 > Heben Sie das Becken an, es sollte parallel zum Boden sein und nicht nach unten abknicken. Der Po ist fest angespannt.

> Senken und heben Sie das Becken zehn Mal, ohne den Po am Boden abzulegen. Wechseln Sie anschließend die Seite.

Für den Rücken

> Begeben Sie sich in den Vierfüßlerstand. Die Knie befinden sich unter den Hüften, die Hände unter den Schultern. Der Rücken ist gerade, der Bauch angespannt.

2 > Strecken Sie das linke Bein nach hinten aus und heben Sie es in Verlängerung des Oberkörpers parallel zum Boden. Strecken Sie gleichzeitig den rechten Arm so weit wie möglich nach vorn. Halten Sie die Position etwa zwei bis drei Atemzüge lang.

> Mit dem Einatmen bringen Sie Arm und Bein diagonal unter dem Körper zusammen, sodass sich Ellbogen und Knie berühren. Dann gehen Sie zurück in die Ausgangsstellung.

> Anschließend wechseln Sie die Seite. Wiederholen Sie die Übung abwechselnd auf beiden Seiten jeweils acht- bis zehnmal.

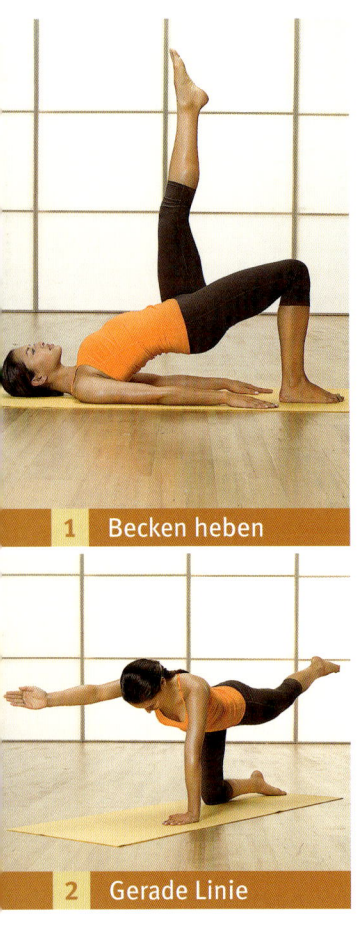

1 Becken heben

2 Gerade Linie

Für Brust und Arme

› Kommen Sie in die Liegestützposition. Stützen Sie sich mit gestreckten Armen schulterbreit am Boden auf, die Handflächen befinden sich in Schulterhöhe.

› Winkeln Sie die Beine an und überkreuzen Sie sie in Höhe der Fußknöchel, sodass nur mehr die Knie auf dem Boden aufliegen. Der Oberkörper ist gerade.

3 › Beugen Sie nun die Arme in einer fließenden Bewegung, bis der Oberkörper fast den Boden berührt, und strecken Sie die Arme anschließend wieder. Wiederholen Sie die Übung wenn möglich acht- bis zehnmal.

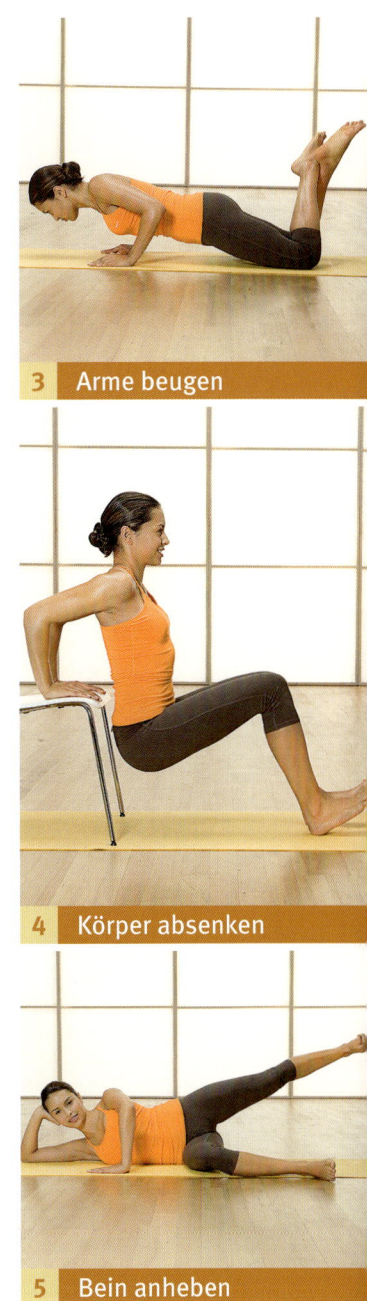

3 Arme beugen

Für die Arme

› Stellen Sie sich mit dem Rücken vor einen Stuhl und stützen Sie sich mit nach vorn zeigenden Händen auf der Sitzfläche ab. Ihre Beine sind gebeugt, die Fersen drücken fest gegen den Boden.

4 › Beugen Sie die Ellbogen, bis Ober- und Unterarme einen 90-Grad-Winkel bilden, und senken Sie den Oberkörper. Der Rücken ist gerade und der Po möglichst nahe am Stuhl.

› Drücken Sie sich wieder nach oben und wiederholen Sie die Übung acht- bis zehnmal.

4 Körper absenken

Für die Beine 1

› Legen Sie sich auf die rechte Seite. Stützen Sie den Kopf mit der rechten Hand ab, stellen Sie die linke Hand locker vor dem Körper auf. Das untere Bein ist angewinkelt.

5 › Heben Sie das linke Bein, so weit es Ihnen möglich ist, an, die Fußspitzen sind angezogen.

› Anschließend das Bein wieder senken, aber nicht ganz ablegen. Wiederholen Sie die Übung acht- bis zehnmal und wechseln Sie die Seite.

5 Bein anheben

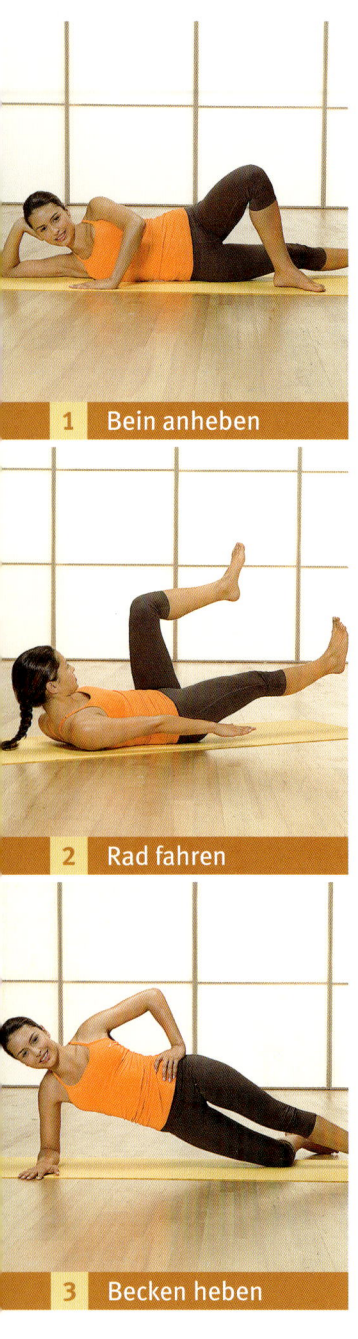

1 Bein anheben

2 Rad fahren

3 Becken heben

Für die Beine 2

> Nehmen Sie dieselbe Ausgangslage wie bei der vorigen Übung ein. Lassen Sie jedoch das untere Bein gestreckt auf dem Boden liegen, winkeln Sie das obere Bein an und stellen Sie es vor dem unteren Bein auf.

1 > Heben Sie das untere Bein so hoch wie möglich an und lassen Sie es langsam wieder sinken, legen Sie es aber dabei nicht ganz ab.

> Wiederholen Sie die Übung acht- bis zehnmal und wechseln Sie anschließend die Seite.

Für den Bauch

> Legen Sie sich auf den Rücken und heben Sie die Schultern so weit, dass die Schulterblätter den Boden nicht mehr berühren. Der Bauch ist angespannt. Die Arme sind gestreckt neben dem Körper, die Handflächen zeigen nach unten.

2 > Heben Sie beide Beine und ziehen Sie abwechselnd das linke und das rechte Knie zur Brust, als würden Sie Rad fahren.

> Wiederholen Sie die Übung acht- bis zehnmal. Je weiter Sie die Beine zum Boden senken, desto intensiver wird die Übung.

Für Bauch und Taille

> Legen Sie sich auf die rechte Seite und stützen Sie den Oberkörper auf den rechten Unterarm. Der Ellbogen befindet sich senkrecht unterhalb des Schultergelenks. Das obere Bein ist gestreckt, das untere angewinkelt. Stützen Sie den linken Arm in die Hüfte.

3 > Heben Sie nun das Becken so weit an, dass Ihr Körper eine Gerade bildet. Anschließend senken Sie das Becken wieder, bis es fast den Boden berührt.

> Wiederholen Sie die Übung acht- bis zehnmal und wechseln Sie anschließend die Seite.

Ausdauertraining

Beim Ausdauersport stehen Ihnen verschiedene Wahlmöglichkeiten offen, je nachdem, ob Sie nun lieber im Sportstudio oder im Freien, allein oder in der Gruppe trainieren. Einige Anregungen hierzu finden Sie auf der folgenden Seite. Doch egal, für welche Sportart Sie sich entscheiden, wichtig ist, dass Sie Spaß daran haben und regelmäßig trainieren. Als Einsteiger sollten Sie mindestens zweimal pro Woche trainieren; später können Sie das Training, je nach Stoffwechseltyp, weiter ausbauen. Vor allem wenn Sie zum Low-Protein-Typ gehören, sollte der Ausdauersport in Ihrem Bewegungsprogramm die Hauptrolle spielen (siehe GU-Erfolgstipp Seite 115). Beginnen Sie in jedem Fall zunächst lieber mit kürzeren Einheiten von etwa 10 bis 20 Minuten und steigern Sie sich langsam.

Falls Sie zu den Sportmuffeln gehören, verabreden Sie sich zum Training am besten mit Freunden. So gibt es einen festen Termin und Sie haben keine Ausrede, wenn Sie mal keine Lust auf sportliche Bewegung verspüren. Gemeinsam trainiert es sich leichter und es macht gewöhnlich auch mehr Spaß.

GU-ERFOLGSTIPP   ETWAS LEICHTES FÜR DEN MAGEN

Falls Sie für Ihren Ausdauersport den Morgen bevorzugen, trainieren Sie nicht auf nüchternen Magen, denn Ihre Kohlenhydratspeicher sind über Nacht aufgebraucht worden. Die für den Sport nötige Energie muss sich der Körper dann aus dem gespeicherten Fett holen. Dies ist zwar einerseits gut, aber andererseits bekommen Sie nach dem Sport durch den niedrigen Blutzuckerspiegel Heißhungerattacken und nehmen dann umso mehr Kalorien zu sich. Eine geeignete Kleinigkeit vor dem Sport ist die Banane. Sie liefert komplexe Kohlenhydrate und Mineralstoffe, aber auch ein Glas Apfelschorle (ein Teil Apfelsaft, zwei Teile Wasser) kann Sie mit den nötigen Kohlenhydraten und Mineralstoffen versorgen. Unmittelbar nach dem Sport sollten Sie Ihren Flüssigkeitsbedarf decken, am besten mit Wasser. Sie sollten jedoch nach Möglichkeit erst einmal nichts essen. Denn Ihre Fettverbrennung läuft jetzt auf Hochtouren. Das gibt Ihrem Körper die ideale Gelegenheit, sich Energie aus den Fettspeichern zu holen – anstatt aus der Nahrung.

Ausdauersportarten im Vergleich

Allen Ausdauersportarten ist gemeinsam, dass sie Herz und Kreislauf anregen. Der Sauerstoffgehalt im Blut wird erhöht, der Stoffwechsel angekurbelt und die Kondition gesteigert. Die besonderen Vor- und Nachteile einzelner Sportarten sehen Sie hier auf einen Blick.

	Laufen	Nordic Walking	Schwimmen	Radfahren
Gelenke	Falsches Schuhwerk und ein zu harter Boden können die Gelenke belasten	Entlastet die Wirbelsäule, Knie-, Hüft- und Sprunggelenke; sehr gut geeignet für Übergewichtige	Gelenkschonend durch den Auftrieb im Wasser, besonders geeignet für Übergewichtige	Hüft-, Knie- und Fußgelenke werden auf dem Fahrrad deutlich entlastet
Muskeln	Trainiert etwa 70 % der Muskulatur, vor allem Beine, Po und die tiefe Rückenmuskulatur	Trainiert etwa 90 % der Muskulatur, wie Brust-, Arm-, Bein- und Rückenmuskulatur	Trainiert die Muskeln an Rücken, Bauch und Hüften sowie an den Extremitäten	Trainiert hauptsächlich die Bein- und Gesäßmuskulatur
Kalorienverbrauch in 15 Min.	205 kcal bei ca. 12 km/h (bei einem Körpergewicht von 65 kg)	130 kcal (bei einem Körpergewicht von 65 kg)	158 kcal beim Brustschwimmen (bei einem Körpergewicht von 65 kg)	167 kcal bei 25 km/h (bei einem Körpergewicht von 65 kg)
Ausrüstung	Laufschuhe und -bekleidung, evtl. Pulsuhr	Nordic-Walking-Stöcke, Laufschuhe und -bekleidung	Badeanzug, Schwimmbrille	Fahrrad, Fahrradhelm
Risiken	Bei ungeeigneten Laufschuhen kann es neben Gelenkbeschwerden zu Fehlbelastungen der Wirbelsäule kommen	Verkrampfte Haltung der Stöcke kann zu einer Überbelastung in Schulter- und Nackenbereich führen	Bei Beherrschung nur einer Schwimmtechnik können Beschwerden durch einseitige Belastung auftreten	Bei unpassender Rahmengröße oder falsch positioniertem Sattel und Lenker kommt es zu Schmerzen in Rücken, Nacken und Knien
Empfehlung	Laufen ist bei geringem Aufwand fast überall und zu jeder Jahreszeit möglich; Einsteiger und Übergewichtige sollten mit Walking beginnen und ihre Fitness langsam steigern	Nordic Walking ist leicht zu erlernen und kann fast überall und zu jeder Jahreszeit ausgeübt werden; auch für Sporteinsteiger und Übergewichtige gut geeignet	Schwimmen ist die gelenkschonendste Sportart, gerade für Übergewichtige; es empfiehlt sich, mehrere Schwimmstile zu erlernen, um einseitige Belastung zu vermeiden	Radfahren ist selbst bei vollem Terminkalender fast für jeden möglich, da es sich mit täglichen Wegen (etwa zum Einkaufen oder zur Arbeit) verbinden lässt

Bücher, die weiterhelfen

Lamek, Udo
Gesund mit Wein ... und seinem sauren Bruder Essig
Spurbuchverlag, Baunach
Ein hilfreiches Buch über die Heilwirkungen von Weinessig

Schüßler, Wilhelm H.
Eine abgekürzte Therapie. Anleitung zur biochemischen Behandlung der Krankheiten
WzG Verlag, Dormagen
Das Standardwerk zur Schüßler-Therapie; auch für Kenner eine Fundgrube des Wissens

Wendt, Lothar
Gesund werden durch Abbau von Eiweißüberschüssen
Schnitzer Verlag, St. Georgen
Hier erläutert der Autor die von ihm entdeckten Zusammenhänge zwischen Ernährung und Stoffwechselstörungen

Wolcott, Wiliam L.
Essen, was mein Körper braucht
VAK Verlag, Freiburg
Umfassende Informationen über stoffwechselgerechte Ernährung

AUS DEM GRÄFE UND UNZER VERLAG

Elmadfa, Prof. Dr. Ibrahim u.a.
Die große GU Nährwert Kalorien Tabelle
Alle wichtigen Inhaltsstoffe von Lebensmitteln in übersichtlicher Tabellenform

Heepen, Günther H.
Der Große GU Ratgeber Schüßler-Salze
Umfassendes Standardwerk über Schüßler-Salze und -Salben

Heepen, Günther H.
Schüßler-Kuren – Heilanwendungen mit den 12 Salzen
Schüßler-Salze und Begleitanwendungen für häufige Beschwerden von Kopf bis Fuß.

Heepen, Günther H.
Schüßler-Salze – 12 Mineralstoffe für Ihre Gesundheit
Die Eigenschaften der Schüßler-Salze und ihre Anwendung bei Alltagsbeschwerden; mit GU-Folder und GU-Erfolgstipps

Heepen, Günther H.
Schüßler-Salze typgerecht
Anwendung von Schüßler-Salzen für verschiedene Konstitutionstypen; mit GU-Folder und GU-Erfolgstipps

Heepen, Günther H.
GU-Kompass Schüßler-Salben
Alles über Schüßler-Salben und ihre Anwendungsmöglichkeiten für Haut, Muskeln, Gelenke und innere Organe

Heepen, Günther H.
Schüßler-Salze Quickfinder
Übersichtstabellen für die Selbstdiagnose zur gezielten Behandlung mit Schüßler-Salzen

Kraske, Dr. med. Eva-Maria
Säure-Basen-Balance
Ursachen und Folgekrankheiten von Übersäuerung und geeignete Eigentherapien

Vormann, Prof. Dr. Jürgen
GU Kompass Säure-Basen-Balance
Säure- und Basenbildner in der Nahrung; mit Tipps für eine ausgewogene Ernährung und begleitende Maßnahmen

Adressen, die weiterhelfen

Biochemischer Bund Deutschland e. V.

In der Kuhtrift 18, D-41541 Dormagen,
www.biochemie-net.de
Anfragen zu Seminaren, Therapeutenverzeichnis
und Vereinsadressen

Deutsche Gesellschaft für Ernährung

Godesberger Allee 18, D-53175 Bonn,
www.dge.de
Fördert die ernährungswissenschaftliche
Forschung; gibt Richtlinien für gesunde
Ernährung heraus

Österreichische Gesellschaft für Ernährung

Zaunergasse 1–3, A-1030 Wien, www.oege.at
Ansprechpartner für Ernährungsfragen in
Österreich, Herausgeber des Fachmagazins
»Ernährung aktuell«

Schweizerische Gesellschaft für Ernährung

Effingerstr. 2, CH-3001 Bern, www.sge-ssn.ch
Ansprechpartner in der Schweiz für Fragen rund
um die gesunde Ernährung

Bezugsadressen

Deutsche Homöopathie-Union (DHU)

Ottostr. 24, D-76227 Karlsruhe,
www.dhu.de
Schüßler-Salze und -Salben

Fritz Schiele Arzneibäder-Fabrik GmbH

Industriestr. 16 b, D-25462 Rellingen,
www.juers-geraetebau.de
Fußbadewannen mit automatischer Erhöhung
der Wassertemperatur

Medi-Line Naturprodukte

Kapellenweg 29
D-76829 Landau
www.mediline-naturprodukte.de
Weinessig (Herbacetum) mit besonders günsti-
gen Wirkungen auf die Gesundheit

Natur & Technik Lauer

Koppenkreutweg 17, D-73527 Tierhaupten,
www.natur-und-technik-lauer.de
Dolomit-Pulver (Urgesteinsmehl) – eine natürliche Verbindung aus Magnesium und Kalzium in
dem für den Körper richtigen Verhältnis

Segiun Europa

www.segiun.com
Oder:
Stadt-Apotheke
Hauptstr. 43, 77652 Offenburg,
www.stadt-apo-offenburg.de
Oder:
Stefan Pointecker
Hildebrandtstr. 64, A-4850 Timelkam
Bambuspflaster zur Entgiftung über die
Fußsohlen

Sachregister

Rezeptregister

Impressum

© 2011 GRÄFE UND UNZER VERLAG GmbH, München. Aktualisierte Neuausgabe von Abnehmen mit dem Stoffwechsel-Kick, GRÄFE UND UNZER VERLAG GMBH, 2009. ISBN 978-3-8338-1486-0

Projektleitung: Kathrin Herlitz

Lektorat: Rita Steininger

Layout: independent Medien-Design, Horst Moser, München

Herstellung: Christine Mahnecke

Satz: Christopher Hammond

Reproduktion: Repro Ludwig, Zell am See

Druck: Firmengruppe APPL, aprinta druck, Wemding

Bindung: Firmengruppe APPL, sellier druck, Freising

ISBN 978-3-8338-2276-6

1. Auflage 2011

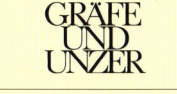

Ein Unternehmen der
GANSKE VERLAGSGRUPPE

Bildnachweis

Illustrationen: Terrence Whelan

Fotoproduktion: Kay Blaschke (S. 114–120)

Rezeptbilder/Fotoproduktion: Eising foodphotography, München

Weitere Bilder: Corbis: S. 22, 112/113, U1; DHU/Karlsruhe: S. 36, 53; Fotofinder/Blickwinkel: S. 16; Getty: S. 86/87; Jump: S. 6/7, 60/61, U4 (rechts); Mauritius: S. 40; Plainpicture: S. 8; Jan Schmiedel: S. 28; Kai Stiepel: Cover; Stockfood: S. 62, 88, 96, 104; Marcel Weber: U2/S.1, 34, 74, U4 (links); Wildlife: S. 35, 37; Privat: S. 4, beide

Syndication: www.jalag-syndication.de

Umwelthinweis

Dieses Buch wurde auf chlorfrei gebleichtem Papier gedruckt. Um Rohstoffe zu sparen, haben wir auf Folienverpackung verzichtet.

Wichtiger Hinweis

Die Gedanken, Methoden und Anregungen in diesem Buch stellen die Meinung bzw. Erfahrung der Verfasser dar. Sie wurden von den Autoren nach bestem Wissen erstellt und mit größtmöglicher Sorgfalt geprüft. Sie bieten jedoch keinen Ersatz für persönlichen kompetenten medizinischen Rat. Jede Leserin, jeder Leser ist für das eigene Tun und Lassen auch weiterhin selbst verantwortlich. Weder Autoren noch Verlag können für eventuelle Nachteile oder Schäden, die aus den im Buch gegebenen praktischen Hinweisen resultieren, eine Haftung übernehmen.

Die GU-Homepage finden Sie im Internet unter www.gu.de

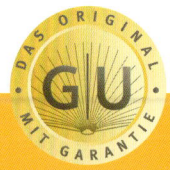

Unsere Garantie

Mit dem Kauf dieses
Buches haben Sie sich für
ein Qualitätsprodukt ent-
schieden. Wir haben alle
Informationen in diesem
Ratgeber sorgfältig und
gewissenhaft geprüft.
Sollte Ihnen dennoch ein
Fehler auffallen, bitten wir
Sie, uns das Buch mit dem
entsprechenden Hinweis
zurückzusenden. Gerne
tauschen wir Ihnen den
GU-Ratgeber gegen einen
anderen zum gleichen
oder zu einem ähnlichen
Thema um.

Liebe Leserin und lieber Leser,

wir freuen uns, dass Sie sich für ein GU-Buch entschieden
haben. Mit Ihrem Kauf setzen Sie auf die Qualität, Kompetenz
und Aktualität unserer Ratgeber. Dafür sagen wir Danke!
Wir wollen als führender Ratgeberverlag noch besser werden.
Daher ist uns Ihre Meinung wichtig. Bitte senden Sie uns
Ihre Anregungen, Ihre Kritik oder Ihr Lob zu unseren Büchern.
Haben Sie Fragen oder benötigen Sie weiteren Rat zum Thema?
Wir freuen uns auf Ihre Nachricht!

GRÄFE UND UNZER VERLAG
Leserservice
Postfach 86 03 13
81630 München

Wir sind für Sie da!
Montag–Donnerstag: 8.00 – 18.00 Uhr
Freitag: 8.00 – 16.00 Uhr
Tel.: 0180 - 500 50 54*
Fax: 0180 - 501 20 54*
E-Mail: leserservice@graefe-und-unzer.de

*(0,14 €/Min. aus dem deutschen Festnetz,
 Mobilfunkpreise maximal 0,42 €/Min.)

Neugierig auf GU?
Jetzt das GU Kundenmagazin und die
GU Newsletter abonnieren.

Wollen Sie noch mehr Aktuelles von GU erfahren,
dann abonnieren Sie unser kostenloses GU Magazin
und/oder unseren kostenlosen GU-Online-Newsletter.
Hier ganz einfach anmelden:
www.gu.de/anmeldung

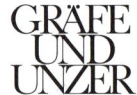

GRÄFE
UND
UNZER

Ein Unternehmen der
GANSKE VERLAGSGRUPPE